协和医生＋
协和妈妈圈

干货
分享

产检

有声版

马良坤 ——— 编著

北京协和医院妇产科主任医师、教授

U0241747

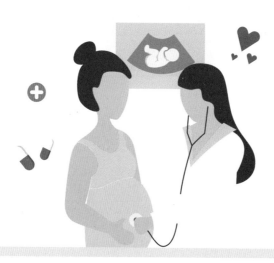

中国轻工业出版社

图书在版编目（CIP）数据

协和医生＋协和妈妈圈干货分享产检：有声版／马
良坤编著．—北京：中国轻工业出版社，2023.7
ISBN 978-7-5184-3752-8

Ⅰ.①协…　Ⅱ.①马…　Ⅲ.①妊娠期－妇幼保健－基
本知识　Ⅳ.①R715.3

中国版本图书馆 CIP 数据核字（2021）第 245874 号

责任编辑：程　莹　　　　责任终审：李建华　　整体设计：悦然生活
策划编辑：翟　燕　付　佳　责任校对：朱燕春　　责任监印：张京华

出版发行：中国轻工业出版社（北京东长安街 6 号，邮编：100740）
印　　刷：北京博海升彩色印刷有限公司
经　　销：各地新华书店
版　　次：2023 年 7 月第 1 版第 2 次印刷
开　　本：710×1000　1/16　印张：12
字　　数：200 千字
书　　号：ISBN 978-7-5184-3752-8　定价：49.80 元
邮购电话：010-65241695
发行电话：010-85119835　传真：85113293
网　　址：http://www.chlip.com.cn
Email：club@chlip.com.cn
如发现图书残缺请与我社邮购联系调换
230967S3C102ZBW

　　怀孕了，孕妈妈最关心的就是胎宝宝长得怎样了，自己的身体是否安好。但孕妈妈和胎宝宝隔着"一层肚皮"，胎宝宝具体情况如何需要产检才能获得答案。定期产检，能监测孕妈妈和胎宝宝的健康状况，及时发现问题、及早防治，是顺利分娩的保障。

　　但是，建档、唐筛、糖筛、B超大排畸……每次看到不达标的检查数据就抓狂；担心脐带绕颈会勒坏胎宝宝。

　　别担心，这里有非常详细的产检全记录，孕妈妈、准爸爸想知道的各种产检知识，都可以在本书找到答案。本书以北京协和医院妇产科在怀孕生娃过程中的9次正式产检为主线，进行详尽剖析，脉络清楚，一看就知道该在什么时间进行什么检查；详细介绍了检查项目和结果分析，帮助孕妈妈最大限度节省时间和精力，顺利完成各项检查。

　　本书安排了4位人物全程陪伴你："接地气""和蔼可亲"的马大夫——在北京协和医院妇产科工作多年，经验丰富；"85后"可乐妈；"80后"红豆妈；"70后"宝石妈。马大夫告诉你在产检时没空细说的事情；三位代表不同年龄层的在"协和"建档分娩的孕妈妈，向你娓娓道出孕妈妈的产检省时法、高龄及二孩孕妈妈顺利分娩记等。

　　希望每位孕妈妈都能轻轻松松做好产检，顺顺利利生个健康可爱的宝宝！

扫一扫，
听全书完整音频

孕1～2个月（孕1~8周）
建档前要做的检查

PART 2 孕 3 ~ 4 个月（孕 9~16 周）
第一次正式产检

一定要
重点看

PART **3**

孕 5 个月（孕 17~20 周）
第二次正式产检

孕 6 个月（孕 21~24 周）
第三次正式产检

孕7个月（孕25~28周）
第四次正式产检

孕8个月（孕29~32周）
第五次正式产检

孕9个月（一）（孕33~34周）
第六次正式产检

一定要
重点看

孕 9 个月（二）（ 孕 35~36 周 ）
第七次正式产检

孕 10 个月（一）（孕 37 周）
第八次正式产检

孕 10 个月（二）（孕 38~42 周）
第九次正式产检

产后 42 天检查
看妈妈是否恢复，宝宝长得是否达标

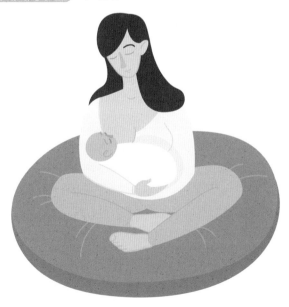

产检做得好，生娃没烦恼

扫一扫，听音频

备孕妈妈孕前常规检查

检查项目	检查内容	检查目的	检查方法	检查时间
身高体重	测出具体数值，评判体重是否达标	如果体重超标，最好先减肥调整体重，将其控制在正常范围内	用秤、标尺来测量	怀孕前3个月
血压	血压的正常数值：收缩压90～139毫米汞柱（mmHg）舒张压60～89毫米汞柱（mmHg）	若孕前发现血压异常，及早治疗，有助于安全度过孕期	用血压计测量	怀孕前3个月
血常规血型	白细胞、红细胞、血红蛋白、血小板、ABO血型、Rh血型等	检测是否患有贫血、感染等，也可预测是否会发生血型不合等	采指血、静脉血检查	怀孕前3个月
尿常规	尿糖、红细胞、白细胞、尿蛋白等	有助于肾脏疾病的早期诊断，如有肾脏疾病需治愈后再怀孕	尿液检查	怀孕前3个月
生殖系统	通过白带常规筛查滴虫感染、真菌感染、淋病等性传播疾病，有无子宫肌瘤、卵巢囊肿、宫颈上皮内膜病变等	检查是否有妇科疾病，如患有性传播疾病、卵巢囊肿、子宫肌瘤、宫颈上皮内膜病变，要做好孕前咨询、必要的治疗和生育指导	通过阴道分泌物、宫颈涂片及B超检查	怀孕前3个月

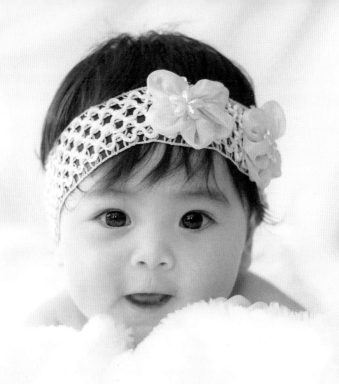

续表

检查项目	检查内容	检查目的	检查方法	检查时间
肝肾功能	包含肝肾功能、乙肝病毒、血糖、血脂等项目	肝肾疾病患者怀孕后可能会出现病情加重、早产等情况	静脉抽血	怀孕前3个月
口腔检查	是否有龋齿、未发育完全的智齿及其他口腔疾病	孕期，原有的口腔问题容易恶化，严重的还会影响胎宝宝的健康。因此，口腔问题要在孕前解决	口腔检查	怀孕前3个月
甲状腺功能	促甲状腺激素（TSH）、游离甲状腺素（FT4）、抗甲状腺过氧化物酶自身抗体（TPOAb）、尿碘水平	孕期可使甲状腺疾病加重，也会增加甲状腺疾病发生风险。而未控制的甲状腺疾病会影响后代神经和智力发育	静脉抽血	怀孕前3个月

备孕妈妈孕前特殊项目检查

检查项目	检查目的
乙肝病毒抗原、抗体检测	乙肝病毒可以通过胎盘引起宫内感染或通过产道引起感染，可能导致胎宝宝出生后成为乙肝病毒携带者，做此项检测可让备孕妈妈提早知道自己是否携带乙肝病毒
糖尿病检测	备孕妈妈怀孕后会加重胰岛负担，可能会出现严重并发症，因此要做空腹血糖检测，有糖尿病高危因素者应进行葡萄糖耐量试验
遗传疾病检测	为避免下一代有遗传疾病，备孕夫妻一方有遗传病史的要进行相关咨询和检测
传染病检测	艾滋病、梅毒等病具有传染性，会严重影响胎宝宝的健康，做此项检测可让备孕妈妈及早发现自己是否患有传染病
ABO、Rh 血型检查	了解备孕夫妻双方血型，尤其是当备孕妈妈为 Rh 阴性血、备孕爸爸为 Rh 阳性血时，孕期要监测新生儿溶血问题
TORCH 全套检查	检查备孕妈妈是否感染弓形虫、风疹病毒、巨细胞病毒、单纯疱疹病毒等，备孕妈妈一旦感染这些病毒或寄生虫，怀孕后可能会引发流产、死胎、胎儿畸形、先天智力低下、神经性耳聋等
染色体检查	有不良孕产史，或家族有遗传性染色体疾病，或双方有染色体异常者可进行基因检测分析

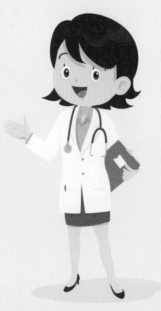

马大夫特别叮嘱

孕前检查不跑冤枉路的小诀窍

备孕女性孕前检查时间应放在月经干净后的 3~7 天内，检查前需要空腹，且不要同房，最好选择穿戴宽松、便于穿脱的衣物。

备孕爸爸孕前特殊项目检查

检查项目	检查目的
血常规、血型	检查有无贫血、血小板少等血液病，ABO、Rh血型等
血糖	检查是否患有糖尿病
血脂	检查是否患有血脂异常
肝功能	检查肝功能是否受损，是否有急（慢）性肝炎、肝癌等肝脏疾病的初期症状
肾功能	检查肾脏是否受损，是否有急（慢）性肾炎、尿毒症等疾病
内分泌激素	必要时检查体内性激素水平
精液检查	如有不育问题，了解精子是否有活力或者是否少精、弱精。如果少精、弱精，则要进行治疗，加强营养，并戒除不良生活习惯，如抽烟、酗酒、穿过紧的内裤等
男性泌尿生殖系统检查	检查是否有隐睾、睾丸外伤、睾丸疼痛肿胀、鞘膜积液、斜疝、尿道流脓等情况，这些对下一代的健康会产生影响
传染病检查	如果未进行体格检查或婚检，那么肝炎、梅毒、艾滋病等传染病检查也是很有必要的
全身体格检查	全身检查有无系统性疾病

备孕爸爸检查注意事项

1. 检查前一天一定要洗澡，保证身体干净、卫生。

2. 检查前一天晚饭后直到检查当天早晨都要空腹，做好抽血准备。

3. 先远离烟、酒及油腻、糖分高的食物，检查前3天都不要碰。

4. 为了精液检查的准确性，检查前3~5天不能有性生活，但间隔时间也不能太久。

马大夫特别叮嘱

正常精液的指标

● 精液量：每次2~6毫升。不足1.5毫升为精液过少，而超过8毫升则为精液过多。

● 精液pH值：7.2~8.0。

● 精子形态：正常形态精子不少于15%。

● 精液中精子数量：2000万/毫升以上。

● 精子活力：70%以上精子是活的。

孕期检查的时间和项目

产检时间	重点检查项目	备注
0~5 周：产检	确定怀孕	
5~8 周：产检	B 超确定妊娠囊位置	超声波是频率高于 2000 赫兹的声波，有宫外孕史的孕妈妈特别需要通过 B 超确定妊娠囊位置
6~8 周：产检	抽血查甲状腺功能；B 超看胎儿心跳	高龄或者有过流产史的孕妈妈需要在孕 6~7 周做 B 超；从未查过甲状腺功能的孕妈妈应该做甲状腺检查
11~14 周：产检	胎儿颈后透明层厚度（NT）	B 超排查畸形
9~16 周：第一次正式产检	给胎宝宝建立档案；做各项基本检查，包括体重、血液、血压、问诊、胎心音	大多数孕妈妈建档的时间在 12 周，其实在 8~12 周皆可，但最晚不可晚于 16 周
17~20 周：第二次正式产检	唐氏筛查，如唐筛高危，需要做羊水穿刺	排查唐氏患儿，如唐筛未过需要做羊水穿刺或无创 DNA
21~24 周：第三次正式产检	B 超大排畸	筛查胎儿脑部、四肢、心脏等畸形
25~28 周：第四次正式产检	妊娠糖尿病筛查	喝糖水，检测血糖
29~32 周：第五次正式产检	妊娠高血压综合征筛查	排除妊娠高血压的可能，避免先兆子痫
33~34 周：第六次正式产检	B 超评估胎儿体重，做胎心监护	超声波评估胎儿体重，胎心监护看胎儿状况，抽血查有无贫血
35~36 周：第七次正式产检	阴道拭子检查、B 超、心电图和内检	了解有无阴道感染，决定分娩方式
37 周：第八次正式产检	胎心监护、测胎心率，测量骨盆	监测胎儿状态
38~42 周：第九次正式产检	临产检查，B 超估计胎儿大小和羊水量	评估宫颈条件，随时准备生产；41 周以后，考虑催产

PART 1

孕 1~2 个月

（孕 1~8 周）

建档前要做的检查

试纸、尿检或抽血验孕，最早在孕 5 周就能测出来

扫一扫，听音频

验尿简便易操作

这是最常用的方法，可以自己在家用验孕试纸（一般药店都有售）检测。一般受精后 14 日，就可以测出来了，孕早期最好使用晨尿测试。在使用验孕试纸前，务必仔细阅读包装盒上的所有说明，有些验孕试纸可能会指定必须用当天早上的第一次尿液，测试时确保尿液勿超过 MAX 线。

- **使用方法**

1. 用洁净、干燥的容器收集尿液。最好用早晨第一次尿液。

2. 将试纸条上有箭头标志的一端浸入装有尿液的容器中，约 3 秒后取出平放，30 秒至 5 分钟内观察结果。

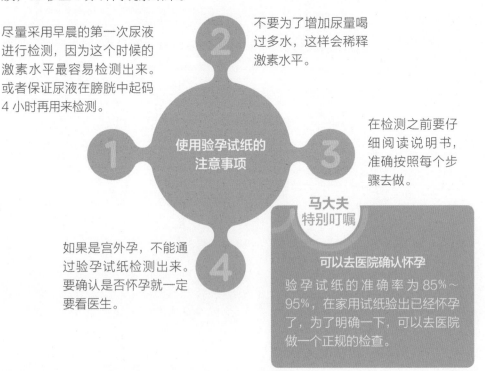

尽量采用早晨的第一次尿液进行检测，因为这个时候的激素水平最容易检测出来。或者保证尿液在膀胱中起码 4 小时再用来检测。

不要为了增加尿量喝过多水，这样会稀释激素水平。

使用验孕试纸的注意事项

在检测之前要仔细阅读说明书，准确按照每个步骤去做。

如果是宫外孕，不能通过验孕试纸检测出来。要确认是否怀孕就一定要看医生。

马大夫特别叮嘱

可以去医院确认怀孕

验孕试纸的准确率为 85%～95%，在家用试纸验出已经怀孕了，为了明确一下，可以去医院做一个正规的检查。

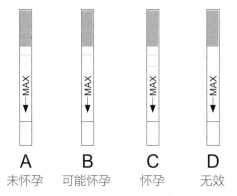

A　　B　　C　　D

未怀孕　可能怀孕　怀孕　无效

1. 未怀孕：只出现一条对照线，表示没有怀孕。

2. 怀孕：出现两条线，即对照线和检测线都显色，且检测线明显清晰，表示已经怀孕；如对照线明显清晰而检测线显色很浅，表示可能怀孕，请隔两天用新的验孕试纸采集晨尿重新检测。

3. 无效：5分钟内无对照线出现，表示测试无效。

• 验孕试纸的准确性

正规品牌的验孕试纸准确率在85%～95%。

排卵是在月经周期的第14天左右，假设此时受精成功了，那么受精卵要产生HCG最快需要6～7天，而HCG真正开始大量分泌是在受精卵着床后。

现在，验孕试纸的敏感度提高了，一般在月经推迟2～3天就能测出结果。

• 怎么买到放心的验孕产品

购买验孕产品，应当首先考虑口碑好、大品牌者，虽然市场上的验孕棒、验孕试纸五花八门、种类多样，但它们的原理都是相同的。购买时，需特别注意的就是生产日期，过期的验孕试纸不宜购买。使用时，一定要按照操作说明进行，这样准确率才会高。

去医院做B超

想用B超检测是否怀孕，需要去医院，通常胚胎大于35天B超才能测出来。

验血最准确

这是最准确的方法，卵子受精后7天即可在血清中检测出人绒毛膜促性腺激素（HCG），一般是采静脉血。

基础体温监测

排卵后的基础体温要比排卵前高出0.5℃左右，并且高温持续12～14天，直至月经前1～2天或月经第1天才下降。如果继续测试5～10天，基础体温一直没有下降，即可判断已经妊娠。

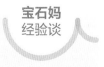

宝石妈
经验谈

**几经折腾，
确定是有了**

意识到月经晚了几天的时候，已经是下午了，拿出准备好的验孕试纸，是比较微弱的两条杠，又测了好几遍，仍然不敢确认。第二天用晨尿测试了一下，信号比较强烈，这才确定是有了。

身体发出什么信号表示
"中标"了

扫一扫，听音频

阴道分泌物一下子变多了

在孕早期，孕妈妈可能会感到阴道分泌物一下子变多了，这是体内激素急剧增加造成的，如果无发痒、无异味，只需做好清洁、勤换洗内裤，不必担心，这是正常的早孕反应。而有的孕妈妈阴道分泌的白带太多，可能伴有阴道炎症，有的白带中还带有血丝或血点，有这些情况最好向医生咨询，提早治疗。

基础体温居高不下

一般来说，排卵前基础体温较低，排卵后基础体温会升高，并且会持续2周左右。如果高温状态持续3周以上，基本上就可以确定是怀孕了。

疲倦，总是睡不醒

如果你已经怀孕了，那么可能会容易感到劳累，睡眠也有所增加，这是激素变化造成的。

头晕、无力，跟感冒了似的

有些孕妈妈早期可能会出现头晕、无力、发热等类似感冒的症状，很多孕妈妈误把怀孕当作感冒，其实这是胎宝宝对孕妈妈发出的到来信号。

这些反应和感冒还是有区别的。一般基础体温在36.1～36.4℃，怀孕后大部分孕妈妈的体温在37℃左右，而感冒引起发热时体温可能超过37.5℃。此外，感冒多会伴有流鼻涕、打喷嚏、关节不适等症状。

"大姨妈"没有按时拜访

停经是最大的妊娠变化。对于月经周期稳定的女性，如果月经推迟1周以上，基本可推测为怀孕了。但也有环境变化或精神刺激因素引起月经推迟或闭经的可能。

算一算在哪天"卸货"

末次月经计算法

将末次月经来潮的月份减掉3（不足者加上9）；日期则加上7（公历），如果得数大于30，则将其减去30，月份需加1。

这种方法最为常用，不过这种方法是以28天的月经周期为计算基础的，因此具体计算时还要结合个人月经周期长短，适当进行修正。

举例

末次月经是公历2020年12月8日，月份为12-3，日期为8+7，

预产期则为2021年9月15日

末次月经是公历2021年2月25日，月份为2+9，日期为25+7-30，月份再加1，

预产期则为2021年12月2日

受精日计算法

如果知道受精日，那么从这一天开始经过38周（266天）即为预产期。使用基础体温测量法找出的排卵日，即基础体温曲线低温段的最后一日，这一天是排卵日，同房的话受孕率很高，很有可能在这一天受精。

这种方法往往比末次月经计算法更加准确。

首次孕吐计算法

孕吐反应一般出现在怀孕的6周末，就是末次月经后42天，由此向后顺延238天即为预产期。由于每个孕妈妈孕吐反应出现的时间不完全一致，这种计算方法只能较粗略地计算预产期。

计算公式为

预产期＝早孕反应出现日期+238天

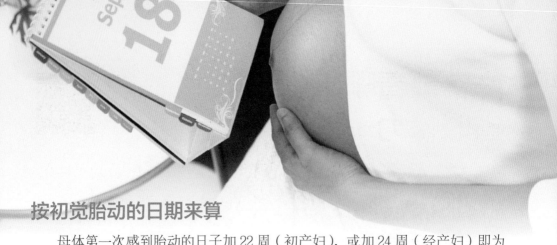

按初觉胎动的日期来算

母体第一次感到胎动的日子加 22 周（初产妇），或加 24 周（经产妇）即为预产期。初产妇一般在 18 周后会感到胎动，经产妇则在 16 周就能感受到胎动了。但每个人的感受会有较大差异，所以这种计算方法不够准确。

根据 B 超检测推算预产期

大多数女性通常都是在末次月经的 1 个月后才意识到自己怀孕了，很难确切地说出最后一次来月经的日子。还有些女性的月经周期并不是很准，所以很难计算出准确的预产期。这些情况就需要结合 B 超检测来推算。通过测量子宫与胎儿的大小来估算出末次月经第一天的日期，再推算预产期。一般来说，妊娠 8 周就可以通过 B 超检测估计胎龄了。对于月经规律者，可以在妊娠 11 ~ 14 周做 NT 检查时同时完成对孕周的核对。

子宫底高度估计法

通过子宫底高度（简称"宫高"）也能大致估算预产期（推算方法见第 91 页）。

马大夫
特别叮嘱

预产期并不是精确的分娩日期

预产期其实不是精确的分娩日期，只是个大概的时间，一般来说，在预产期前三周或后两周内出生都属正常。临床研究资料显示，只有很少的女性在预产期那一天分娩，所以不要把预产期这一天看得特别精确。虽然并不是说预产期这个日子肯定生，但计算好预产期可以提醒自己宝宝安全出生的时间范围。一般到了孕 37 周后，就应时刻做好分娩准备，但不要过于焦虑，顺其自然，如到了孕 41 周还没有分娩征兆出现，就应该到医院就医，听从医生的安排。

产检前看一下，
省时省力一次过

扫一扫，听音频

做 B 超看妊娠囊，要多喝水使膀胱充盈

做 B 超看妊娠囊时，孕妈妈需要多喝水，进行憋尿，这样可以使膀胱充盈起来，更有利于医生看清楚胎宝宝的情况。先去排号，等待的过程中不断喝水，到自己检查时，膀胱才能充盈。最好的状态是快要憋不住尿的时候，如果膀胱不够充盈，会被医生退回来，继续喝水等待膀胱充盈再去做。

做 B 超胎宝宝位置不对，可以出去走走再照

孕妈妈在做 B 超检查时，有时候不能确定妊娠囊的位置，可能对检查造成影响，这时可以暂停检查出去走走，过一会儿返回再测。

准爸爸帮忙排队，节约时间

孕妈妈在医院建档前需要检查的项目比较多，还可能得去不同的楼层、科室，如果遇到人特别多的时候，排队检查成了孕妈妈比较头疼的事情。孕妈妈去医院做检查时，可以让准爸爸一同前去，当孕妈妈在做一项检查时，准爸爸可以去她准备做的下一项检查那里排队，这样可以节约时间，为孕妈妈省去检查前等待的烦恼。

马大夫
特别叮嘱

产检时，怎么穿戴更方便

为了让产检更顺利，孕妈妈应对穿着和需要携带的东西提前做好准备。
- 衣裤：一定要穿宽松点的衣裤，最好穿一条容易脱的裤子，条件允许最好穿裙子，这样内诊时就不会给自己造成太多麻烦。
- 袜子：做水肿检查的时候需要脱掉袜子，所以，最好不要穿高过膝盖的袜子，更不要穿连裤袜。
- 鞋子：要穿一双相对舒服的鞋子，而且要方便穿脱，最好是不用系鞋带的。
- 包包：最好随身带小的手提包，装上钱包、预约单，还可以装上笔和小本子，医生有什么嘱咐时，可以随时记下来。

一眼看出预产期

黑色数字：代表末次月经的起始日期。
黑色数字上面的浅色日期：代表预产期。

1月 Jan

			10/8	10/9	10/10	10/11
			1	2	3	4
10/12	10/13	10/14	10/15	10/16	10/17	10/18
5	6	7	8	9	10	11
10/19	10/20	10/21	10/22	10/23	10/24	10/25
12	13	14	15	16	17	18
10/26	10/27	10/28	10/29	10/30	10/31	11/1
19	20	21	22	23	24	25
11/2	11/3	11/4	11/5	11/6	11/7	
26	27	28	29	30	31	

2月 Feb

			11/8	11/9	11/10	11/11
			1	2	3	4
11/12	11/13	11/14	11/15	11/16	11/17	11/18
5	6	7	8	9	10	11
11/19	11/20	11/21	11/22	11/23	11/24	11/25
12	13	14	15	16	17	18
11/26	11/27	11/28	11/29	11/30	12/1	12/2
19	20	21	22	23	24	25
12/3	12/4	12/5				
26	27	28				

3月 Mar

			12/6	12/7	12/8	12/9
			1	2	3	4
12/10	12/11	12/12	12/13	12/14	12/15	12/16
5	6	7	8	9	10	11
12/17	12/18	12/19	12/20	12/21	12/22	12/23
12	13	14	15	16	17	18
12/24	12/25	12/26	12/27	12/28	12/29	12/30
19	20	21	22	23	24	25
12/31	1/1	1/2	1/3	1/4	1/5	
26	27	28	29	30	31	

4月 Apr

			1/6	1/7	1/8	1/9
			1	2	3	4
1/10	1/11	1/12	1/13	1/14	1/15	1/16
5	6	7	8	9	10	11
1/17	1/18	1/19	1/20	1/21	1/22	1/23
12	13	14	15	16	17	18
1/24	1/25	1/26	1/27	1/28	1/29	1/30
19	20	21	22	23	24	25
1/31	2/1	2/2	2/3	2/4		
26	27	28	29	30		

5月 May

			2/5	2/6	2/7	2/8
			1	2	3	4
2/9	2/10	2/11	2/12	2/13	2/14	2/15
5	6	7	8	9	10	11
2/16	2/17	2/18	2/19	2/20	2/21	2/22
12	13	14	15	16	17	18
2/23	2/24	2/25	2/26	2/27	2/28	3/1
19	20	21	22	23	24	25
3/2	3/3	3/4	3/5	3/6	3/7	
26	27	28	29	30	31	

6月 Jun

			3/8	3/9	3/10	3/11
			1	2	3	4
3/12	3/13	3/14	3/15	3/16	3/17	3/18
5	6	7	8	9	10	11
3/19	3/20	3/21	3/22	3/23	3/24	3/25
12	13	14	15	16	17	18
3/26	3/27	3/28	3/29	3/30	3/31	4/1
19	20	21	22	23	24	25
4/2	4/3	4/4	4/5	4/6		
26	27	28	29	30		

表中 3 月、4 月、5 月、7 月，与公式计算法相比，预产期可能相差 1~2 天。之所以出现这种情况，是因为公式计算法是按照经期为 28 天的标准计算的，而预产期日历是以实际日期逐日推算的，并且有的月份天数不一样。孕妈妈可以根据实际情况选择适合自己的推算法。

7月 Jul

			4/7	4/8	4/9	4/10
			1	2	3	4
4/11	4/12	4/13	4/14	4/15	4/16	4/17
5	6	7	8	9	10	11
4/18	4/19	4/20	4/21	4/22	4/23	4/24
12	13	14	15	16	17	18
4/25	4/26	4/27	4/28	4/29	4/30	5/1
19	20	21	22	23	24	25
5/2	5/3	5/4	5/5	5/6	5/7	
26	27	28	29	30	31	

8月 Aug

			5/8	5/9	5/10	5/11
			1	2	3	4
5/12	5/13	5/14	5/15	5/16	5/17	5/18
5	6	7	8	9	10	11
5/19	5/20	5/21	5/22	5/23	5/24	5/25
12	13	14	15	16	17	18
5/26	5/27	5/28	5/29	5/30	5/31	6/1
19	20	21	22	23	24	25
6/2	6/3	6/4	6/5	6/6	6/7	
26	27	28	29	30	31	

9月 Sep

			6/8	6/9	6/10	6/11
			1	2	3	4
6/12	6/13	6/14	6/15	6/16	6/17	6/18
5	6	7	8	9	10	11
6/19	6/20	6/21	6/22	6/23	6/24	6/25
12	13	14	15	16	17	18
6/26	6/27	6/28	6/29	6/30	7/1	7/2
19	20	21	22	23	24	25
7/3	7/4	7/5	7/6	7/7		
26	27	28	29	30		

10月 Oct

			7/8	7/9	7/10	7/11
			1	2	3	4
7/12	7/13	7/14	7/15	7/16	7/17	7/18
5	6	7	8	9	10	11
7/19	7/20	7/21	7/22	7/23	7/24	7/25
12	13	14	15	16	17	18
7/26	7/27	7/28	7/29	7/30	7/31	8/1
19	20	21	22	23	24	25
8/2	8/3	8/4	8/5	8/6	8/7	
26	27	28	29	30	31	

11月 Nov

			8/8	8/9	8/10	8/11
			1	2	3	4
8/12	8/13	8/14	8/15	8/16	8/17	8/18
5	6	7	8	9	10	11
8/19	8/20	8/21	8/22	8/23	8/24	8/25
12	13	14	15	16	17	18
8/26	8/27	8/28	8/29	8/30	8/31	9/1
19	20	21	22	23	24	25
9/2	9/3	9/4	9/5	9/6		
26	27	28	29	30		

12月 Dec

			9/7	9/8	9/9	9/10
			1	2	3	4
9/11	9/12	9/13	9/14	9/15	9/16	9/17
5	6	7	8	9	10	11
9/18	9/19	9/20	9/21	9/22	9/23	9/24
12	13	14	15	16	17	18
9/25	9/26	9/27	9/28	9/29	9/30	10/1
19	20	21	22	23	24	25
10/2	10/3	10/4	10/5	10/6	10/7	
26	27	28	29	30	31	

B 超（孕 5~8 周）
确定妊娠囊位置，
排除宫外孕

扫一扫，听音频

从 B 超结果看妊娠囊

北京协和醫院

超声诊断报告

姓 名：		性 别：女	年 龄：38 岁
科 室：		HISID：	40306558
病 房：		病历号：	

超声所见：
子宫增大，宫内可见妊娠囊3.2×3.2×1.5cm，内可见胎芽，胎芽长1.6cm，见胎心搏动，
8^{+1}

双附件区未探及囊实性包块及游离液性暗区。

超声提示：
宫内早孕

从以上结果看，宫内可见妊娠囊、胎芽和胎心搏动，根据妊娠囊的大小和胎芽长度判断已经怀孕 8 周 +1 天，为宫内早孕。

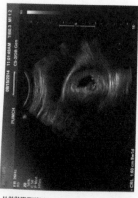

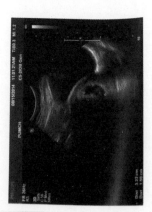

床最后诊断或病理诊断为准。

"迁移"过程中的意外：宫外孕

正常情况下，受精卵应该是在子宫内膜着床、生长发育的。而受精卵在子宫体腔以外的地方生长发育，称为"异位妊娠"，也称为"宫外孕"。大部分宫外孕发生在输卵管，还可能发生在卵巢、宫颈或腹腔的其他部位。宫外孕的孕妈妈停经6~8周，会感到下腹部剧烈疼痛，出现少量阴道出血，应及时就医，以便及早发现异位妊娠，及时处理。但如果只是少量出血，而没有腹痛，孕妈妈大可不必着急，这是受精卵在子宫内膜着床时引起的点状出血。

• 有停经、腹部疼痛、阴道出血症状，要怀疑宫外孕的可能

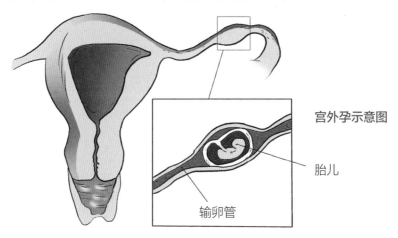

宫外孕示意图

胎儿

输卵管

停经、腹部疼痛、阴道出血是宫外孕典型的三大症状，停经6~8周后，孕妈妈如有这几种症状，就得考虑是否为宫外孕。那么宫外孕如何检查得知呢？

先观察症状：停经6~8周，腹痛，伴有恶心呕吐、肛门坠胀感，常有不规则阴道出血，深褐色血样，量少，一般不超过月经量，淋漓不净。应及时就医，超声检查可以及时发现未破裂的宫外孕。如果出血量较多，会伴有晕厥和休克。此时，已有腹腔内出血，病情已严重了。

马大夫特别叮嘱

B超对胎儿是安全的，但也不可做太多

一般怀孕1个月以上，可通过B超检测妊娠囊、胎心、胎芽。一般来说，B超对胎儿是安全的。但是，也不能由于担心，反复做B超。如果必须要做，比如要明确是否是双胎或多胎，以及葡萄胎或宫外孕，应听从医生的建议。

如果有上述症状，要第一时间去医院进行检查，检查项目有尿检、血清检查、B超检查。如果确诊为宫外孕，一般采用腹腔镜治疗，手术创伤小，术后恢复快，更易于保留输卵管。

宫外孕严重者会威胁女性的生命，因此对待宫外孕千万不可掉以轻心。

宫外孕后3个月，可考虑再次妊娠

宫外孕治愈后，一般避孕3个月以上，可考虑再次妊娠。再次怀孕后，正常怀孕的概率很高，但有一部分人将再次发生宫外孕。这就是说，当患有宫外孕而切除一侧输卵管后，对侧输卵管仍有发生宫外孕的可能。因此，有过宫外孕史的女性，如果再次妊娠，最好在孕5~8周做一次B超检查，根据妊娠囊及胎儿心脏搏动所处的位置，判断是宫内妊娠还是宫外孕，以便在早期消除隐患。

孕早期要预防流产

怀孕第2个月，是先兆流产和自然流产的高发期，准爸爸应提醒孕妈妈在生活细节上要格外小心，必须注意动作的幅度和日常的安全保障，避免碰撞腹部，还需警惕一些可能导致流产的生活习惯，如远离指甲油、不用有机溶剂去污和洗手、不染发及烫发等。

另外，孕早期一定要节制性生活，否则极易导致流产。如果孕妈妈呕吐且伴有头晕、头痛、少量阴道出血等症状，可卧床休息，准爸爸应安抚孕妈妈的情绪，并及时咨询医生。

高龄或有过流产史的孕妈妈需要做B超（孕6~8周）看胎心胎芽

扫一扫，听音频

超声结果看胎心胎芽

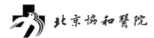

北京协和医院

超声诊断报告

姓　名: ▓▓		性　别: 女	年　龄: ▓▓
科　室: 产科门诊			HISID: ▓▓▓▓▓
病　房: ▓▓▓▓▓			病历号: ▓▓▓▓▓

超声所见:
子宫增大，宫内可见妊娠囊4.1×2.9×2.5cm，内可见胎芽，胎芽长1.3cm，可见胎心搏动。

双附件区未探及囊实性包块。

盆腔未见游离积液。

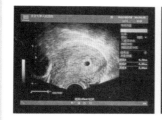 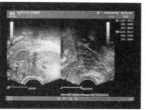

超声提示:
宫内早孕

> **胎盘前壁**
>
> 子宫一般为自己的拳头般大小，是一个倒置的梨形，宫腔大致呈球状，受精卵要附着在子宫壁上为着床做准备。子宫是立体的，相对于人体而言，有前有后。靠近肚皮的一面为前壁，靠近背后的一面为后壁。所谓胎盘前壁，是说胎盘所附着的位置是在子宫的前壁，所以胎盘前壁是一种正常的附着，应与胎盘前置区分开。

妊娠囊

"妊娠囊4.1 cm × 2.9 cm×2.5 cm"指的是长、宽、高的数据。

胚芽

"胚芽长1.3 cm"，在正常范围内（6~8周正常范围为0.8~1.7 cm）。

胎宝宝的心跳较快

胎心就是胎宝宝的心跳。胎宝宝心跳速度是成人的 2 倍，胎心率正常为每分钟 110~160 次。正常情况下，胎龄越小胎心率越高。如果胎心率持续 10 分钟以上，每分钟都小于 110 次或大于 160 次，说明胎心率是异常的，需要及时咨询医生。

胎心搏动要等胎芽出现了才能看到。医生可以借助特殊的设备听到子宫中胎儿的心跳声音，以此来判断胎儿是否存活。

在胚胎发育的胚芽期，就可通过 B 超看到心管搏动，最早可以在 6~8 周（从末次月经的第一天算起）观察到。如果第 10 周还未检测到心管搏动，在排除了末次月经可能记错、排卵推迟的情况下，可以诊断为胚胎停止发育。就像自然界中所有物种的优胜劣汰一样，可能是种子本身的质量问题使其无法成功发育，也可能是其他因素引起胎停育。

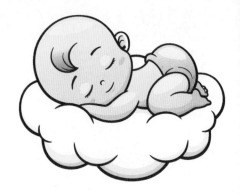

宝石妈
经验谈

听胎心的仪器

为了随时监测宝宝的心跳，排除异常情况，我在家中自己准备了一台家用胎心仪。现在市场上一般有听诊器、胎语仪、多普勒高灵敏度仪器等类型的听胎心仪器。其中，医院常用的是多普勒高灵敏度仪器，这种仪器在孕 12 周左右就可以听见胎宝宝的心跳声。
我在家中监测胎宝宝的心跳用的是多普勒胎心仪，传统的胎心仪功能它都具备，与手机软件配合使用就可以了。孕妈妈如果购买胎心仪，最好选择正规品牌、证件齐全的，这样用起来安全、方便。

胎心时强时弱的原因

胎心的强弱与胎儿的体位、胎心的位置、胎儿心脏情况、羊水厚度、宫缩等方面都有关系，只要胎心率维持在正常范围内，胎宝宝就是没有问题的，孕妈妈可不必在意胎心的强或弱。如果胎心时强时弱，且胎心率也偏高或偏低，这时候就需要咨询医生了。

什么时候能看见妊娠囊？多大算正常

妊娠囊是孕早期的检测内容。月经一直较正常的已婚女性，一般在停经35天左右（从末次月经的第一天算起），通过B超可以在宫腔内看到妊娠囊。妊娠6周时，妊娠囊的检出率为100%。在怀孕6周时，妊娠囊直径约2厘米，孕10周时约5厘米。

一般来说，受精神或其他因素的影响，排卵期有时会提前几天，有时会错后几天，因此同样的怀孕天数，妊娠囊的大小却有差别。妊娠囊的大小和停经时间不相符的状况也会出现。

妊娠囊附着的位置决定了胎儿是否会流产

妊娠囊的位置在子宫底、前壁、后壁、上部、中部都是正常的；形态上，以圆形、椭圆形且清晰的为正常。如果妊娠囊为不规则形、模糊，且位置在下部，孕妈妈同时伴有腹痛或阴道出血，则预示可能要流产了。

妊娠囊和孕周是反映胎儿发育情况的镜子

妊娠5周可见胚芽，胚芽径线2毫米时能看到原始心管搏动，妊娠8周初具人形。根据妊娠囊的大小可以判定孕周，然后依据孕周可大致推算出胚芽的大小，反过来推算也是可行的。将两个数据结合起来，能看出胎儿的发育情况。

一般来说，如果妊娠囊直径大于3.5厘米而没有胚芽，则认为是异常的，但结合验血的结果一起来看更保险，因为测量会有误差。

有些孕妈妈做B超检测时可以看见妊娠囊却看不见胚芽，这可能是因为月经不准，经常延后，导致排卵时间不稳定，影响推算，可能再过一周就能测到胚芽和胎心了；或者体内孕激素分泌不够，甲状腺功能减退，血糖过高，母体环境不好，可能有先兆流产的风险；当然也有可能是这个胚胎本身质量不好，发育不良。

B超也能看是否胎盘前置

胎盘前壁，指的是胎盘所附着的位置在子宫的前壁，是一种正常的附着。一般通过B超检测可以看出。

胎盘可以附着在子宫内膜的任何部位。如果附着在宫颈口附近或置于宫颈口上，就是我们通常所说的胎盘前置，胎盘在胎儿的前方，影响了产道，就会影响分娩。胎盘前置是引起妊娠晚期阴道出血的主要原因之一，威胁着母胎的生命安全。建议胎盘前置的孕妈妈最好到医院进行检查，以免引发不良后果。

有剖宫产经历的孕妈妈需要做 B 超看是否为瘢痕妊娠

有剖宫产经历的孕妈妈应及时到医院进行 B 超检查

近年来，随着剖宫产率的上升，剖宫产瘢痕部位妊娠发病率也呈上升趋势。这种妊娠危险性极大，在做人流、清宫手术时可能会出现突发性大出血，危及孕妈妈的生命。因此，妇产科医生建议，有剖宫产经历的女性，如果发现停经或自测怀孕后，应该及时到医院进行 B 超检查，以明确是否有瘢痕妊娠的可能。

瘢痕妊娠的危害

有剖宫产经历的女性子宫都会留下瘢痕，称为"瘢痕子宫"。再次怀孕后，如果胎儿着床恰好在子宫的瘢痕处时，称为"瘢痕妊娠"。瘢痕妊娠也属于异位妊娠，是罕见、凶险的产科急症，在孕早期同样有停经、子宫增大、血和尿 HCG 阳性等早孕表现，与正常怀孕表现差别不大，停经后也可能伴有出血症状，但是通过 B 超检测，可以发现子宫瘢痕妊娠。

子宫瘢痕处的组织较为薄弱，由于胎儿不断长大，瘢痕处被撑裂的概率很大，继续妊娠有可能引发子宫破裂，也容易导致胎盘植入，造成分娩时大出血，严重时危及生命。

按时产检，听医生的

只要妊娠囊距子宫瘢痕处的子宫浆膜层最薄的厚度大于 3 毫米，经医生对孕妈妈其他情况的评估后，孕妈妈是可以安全怀孕至足月的。医生能够掌握孕妈妈的整个孕期状况，随时对孕妈妈进行评估，并根据孕妈妈不同情况做出判断，如发现子宫存在破裂迹象，会帮助孕妈妈终止妊娠，很多时候还可留住有存活能力的胎儿；在分娩时，采用抑制宫缩的药物，降低子宫破裂的风险等。只要孕妈妈保证整个孕期在产科医生的严密监护和指导下进行产检，绝大多数能够顺利度过孕期并安全分娩。需要强调的是，孕妈妈如果想要自己终止妊娠，必须在医生的指导下进行，不可随意进行人流，否则容易引发大出血。

肚子疼？阴道出血？要做人绒毛膜促性腺激素（HCG）检查

帮你读懂检查孕酮和 HCG 的单子

孕酮（P）
即黄体酮，是由卵巢黄体分泌的一种天然孕激素，在体内对雌激素激发过的子宫内膜有显著形态学影响，是维持妊娠所必需的。

28.18 纳克 / 毫升（ng/mL）
根据这个数值和后面的参考范围可以得知，此时处于黄体期。黄体酮水平如果偏低，同时伴随 HCG 水平下降，出现阴道出血、腹痛，说明可能出现胎停育的情况。

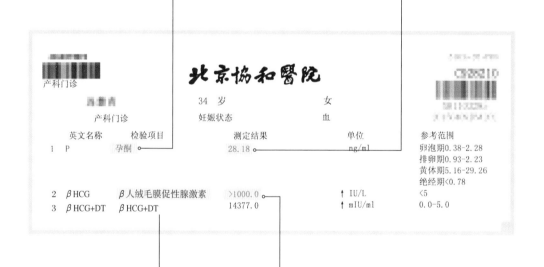

人绒毛膜促性腺激素（βHCG）
参考范围根据孕周的不同有所不同，该激素能刺激黄体，促使胎盘成熟。

> 1000.0 IU/L
根据这个数值和后面的参考范围可以得知，这位女性可能已经怀孕 4~5 周了。

正常孕早期的血清 β HCG 水平

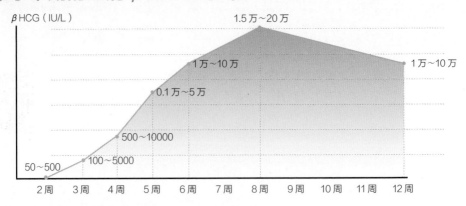

β HCG（IU/L）

- 1.5万~20万
- 1万~10万
- 0.1万~5万
- 1万~10万
- 500~10000
- 100~5000
- 50~500

2周　3周　4周　5周　6周　7周　8周　9周　10周　11周　12周

孕酮——维持妊娠的天然孕激素

孕酮是维持妊娠必不可少的激素物质，是由卵巢黄体分泌的一种天然孕激素。孕酮在孕早期起着非常重要的作用，它可以抑制宫缩，使子宫肌的兴奋度降低，同时也使子宫肌对各种刺激的敏感度降低，从而有利于维持胚胎的稳定。孕酮还可以抑制母体中对胚胎有排斥作用的物质，使妊娠能够持续下去，是维持妊娠必不可少的，因此有"孕激素"之说。

HCG 是什么

受精卵着床后，滋养层细胞分泌HCG（人绒毛膜促性腺激素），进入血中。通过免疫学方法测定尿或血中的HCG 含量，能协助诊断早孕。HCG是测定女性是否受孕的最常使用的"妊娠试验激素"。完整的 HCG 全部是由胎盘绒毛膜的合体滋养层产生的，HCG 的主要功能就是刺激黄体，有利于雌激素和孕酮持续分泌，以促进子宫蜕膜的形成，使胎盘生长成熟。

马大夫 特别叮嘱

抽血验孕就是查HCG

HCG 是测定女性是否受孕的最常使用的"妊娠试验激素"。通过血液定量检测 HCG 值准确率很高。正常人 HCG 的测定值通常小于3.1 IU/L；而有受孕的可能，HCG的测定值就会大于 5 IU/L；如果HCG 的测定值大于 10 IU/L，基本可以确定怀孕。

HCG 值在妊娠的前 8 周上升很快，以维持妊娠。大约在 8 周以后，HCG 值逐渐平稳，到大约 20 周时相对稳定。通过血液定量检查 HCG 值比用验孕试纸定性检测尿液更灵敏、更准确，其准确率在 99% 以上。

HCG 和孕酮正常就不怕

HCG 在受精卵着床后，也就是大概受精一周后产生，但起初量少，不易测出，直到受精后 10~14 天日益明显。

完整的 HCG 是由胎盘绒毛膜的合体滋养层产生的，HCG 能刺激人体产生孕酮，HCG 和孕酮协同作用，保护胚胎并使其获得养分。通过 HCG 和孕酮这两组数据可以监测胚胎的发育情况。确保孕酮和 HCG 均为正常值，对保胎和维持妊娠很重要。

HCG 含量测定持续降低提示可能有流产征兆

孕酮在孕早期应是持续上升的。HCG 含量持续降低，提示有先兆流产的可能。HCG 含量在妊娠早期增长速度很快，1.7~2 天就可以增长 1 倍，妊娠 6~8 周时增长速度达到最高峰，持续到妊娠 8 周后保持在一定水平。如果孕妈妈体内的 HCG 含量持续降低，则预示有流产的可能。

不要盲目用黄体酮保胎

孕早期出现流产征兆，很多孕妈妈会打黄体酮针或吃黄体酮药物来保胎。但首先必须弄清楚是否缺乏孕酮，可通过化验或测量基础体温等来了解。确实属于黄体功能不足者，可从基础体温上升的第 3 天注射黄体酮，并不间断使用 9~10 周，直到孕妈妈可自然产生孕酮为止。

要知道，在孕早期发生的流产，绝大多数都是因为受精卵本身有问题，所以一旦出现，孕妈妈也不必太过慌张。质量好、着床好的受精卵，就算百般不顺，也依然会继续发育成长；质量不好、有缺陷的受精卵，便会自然而然地被淘汰掉。所以，要顺其自然，用黄体酮保胎，虽然有一定作用，但更重要的作用是充当心理安慰剂。希望孕妈妈能正确认识，不要盲目迷信。

宝石妈 经验谈

这项检查不是所有人都需要做

有的女性孕早期HCG的含量比较低，用试纸测出的线条颜色比较浅，无法判断是否怀孕。此时，才建议去医院验血，通过分析HCG和孕酮来判断是否怀孕。如果通过尿检就能确认怀孕，就不用再抽血验孕了。此外，有过流产史、不易受孕的女性需要做这项检查，特别是有阴道出血、腹痛等不适现象的，更应该做。根据这两项指标，在医生的建议下补充黄体酮，监测胎宝宝发育情况。HCG的含量不受进食影响，什么时候都可以检测，不需要空腹。

HCG 不能和别人比，只能和自己比

HCG 不存在高与低的说法，只有翻倍好不好之分。每个人因体质和受精卵着床时间不同，HCG 水平是不一样的。比如有的孕妈妈怀孕 4 周的时候 HCG 只有几十，有的孕妈妈却能达到几百，不要因此担忧。

真正准确的是，自己和自己比，也就是看翻倍。比如怀孕第 3 周第一次监测是 550，隔天再去验血能达到 1100，就表示 HCG 翻倍正常，证明胚胎是健康的。

HCG 翻倍的时间不是固定的，每个人的翻倍时间也不同，隔天翻倍只是个大概，有的人快，有的人慢。

陪检时，准爸爸该做什么

跟孕妈妈提前选医院

是否真的怀上小宝宝了，孕妈妈和准爸爸可能不太确定，忐忑与激动并存，这时候可以去医院做抽血检查，以确定是否真的怀孕了。准爸爸和孕妈妈可以提前选好医院、确定好检查时间、了解抽血化验需要注意的事项等。

陪孕妈妈接受检查

准爸爸可以陪同孕妈妈一起去医院做检查，帮助孕妈妈排队、挂号、耐心候诊，或者帮孕妈妈准备一些饮用水等。孕妈妈如果有紧张等情绪时，准爸爸需要及时安抚，一起耐心等待检查结果。

检查结束后，陪孕妈妈吃饱饭

检查结束，孕妈妈和准爸爸在享受着新生命到来的喜悦的同时，可以去吃一顿可口的饭菜了。准爸爸需提醒孕妈妈宜选择清淡食物，不宜食用辛辣刺激性食物。

第一次 B 超检查，准爸爸怎么做

第一次 B 超检查，是准爸爸与胎宝宝的第一次亲密接触，有机会的话应当全程陪同孕妈妈一起做检查。通过第一次 B 超检查，可以确定孕妈妈是否为宫内正常妊娠，是否怀有双胎，也可以排除葡萄胎、宫外孕的可能。通过 B 超检查结果，可以及时发现胚胎发育的异常情况。

"协和"孕妇课：孕早期阴道出血，孕妈妈应重视

扫一扫，听音频

发现阴道出血怎么办

孕早期阴道出血，不排除宫颈炎、宫外孕、先兆流产、葡萄胎等的可能性，孕妈妈需要及时到医院检查。无论是做阴道彩超查看胚胎发育情况还是测定HCG、孕酮，都应在医生的指导下进行。如果孕妈妈需要补充黄体酮，也要遵医嘱，不可盲目补充。此外，有些流产是受精卵优胜劣汰的自然现象，孕妈妈不必使用黄体酮强制保胎，否则容易生出畸形胎儿。

孕早期，如果孕妈妈有先兆流产的出血与宫颈炎、宫颈息肉引起的出血，从出血量、颜色、时间方面看，都没有较大的差别，只有去医院才能检查诊断清楚，然后对症治疗。

阴道出血，应警惕的意外情况

孕早期阴道出血较多，出血量与每次月经量类似，但又与月经时间差别太大，需警惕是否为受精卵自然淘汰造成的流产。

孕1~2月，是受精卵着床的关键时期。假若孕妈妈怀孕前患有盆腔炎、输卵管不通，这种情况下的阴道出血需考虑是否为宫外孕。

马大夫
特别叮嘱

孕早期不宜进行牙病治疗

一般从安全性还有孕妈妈的舒适度方面考虑，孕早期不宜进行牙病治疗。孕早期，是胎宝宝的重要器官，如手、脚、神经系统等形成的关键时期，如果进行大剂量的放射线照射或者服药不当，很可能会引起自然流产或者胎儿畸形。因此，如果孕妈妈有牙齿不适症状，可请牙医做暂时性的、不影响胎宝宝的处理。如果非要进行用药治疗，也应尽量选择对胎儿安全的药物，减少 X 射线曝露量。

马大夫问诊室

扫一扫，听音频

误把怀孕征兆当成了感冒，吃了感冒药，这个孩子还能要吗？

马大夫答：首先要明确的是，吃药不一定会造成胎儿畸形，因为胎儿到底会不会受影响，与感冒药的成分、剂量、服用时间等有关系，可咨询医生。如果服药剂量小、时间短、药性温和，可先跟踪胎宝宝的发育情况，再决定是否保留胎儿。不能因为"莫须有"的罪名而随意终止妊娠。

验孕试纸测不出宫外孕吗？

马大夫答：验孕试纸只能测出是否怀孕，但对胚胎位置是在宫内还是宫外无法判断。验孕试纸可能出现测试结果呈持续弱阳性或假阴性的情况，导致部分女性不确定自己是否怀孕，延误了确认宫外孕的时机，从而出现大出血，甚至导致休克，严重时还会危及生命。所以，不要过分依赖验孕试纸，最有效的方法是去医院做B超检查或者HCG检查。

孕酮低怎么办？

马大夫答：孕酮是维持妊娠必需的激素。孕酮低，要同时观察有无腹痛、阴道出血的症状，隔日复查HCG和孕酮水平，了解胚胎发育情况。如果没有症状，不要因为单纯孕酮低而补充孕酮。如果母体孕酮缺乏，伴随腹痛及阴道出血，正常使用黄体酮是安全的。

早孕反应比较大，基本就是坐或躺，运动少，出现了便秘怎么办？

马大夫答：这是怀孕带来的"甜蜜负担"之一，先通过吃富含膳食纤维的食物，如西梅、梨、西蓝花、红薯等进行饮食调养，同时保持良好的排便习惯，尽量打起精神活动起来，一般都会收到不错的效果。如果这样还不管用，可在医生指导下使用开塞露或其他药物，不可随意服用泻药，否则容易引发流产。

PART 2

孕 3~4 个月

（孕 9~16 周）

第一次正式产检

第一次正式产检：建档

扫一扫，听音频

什么是建档

建档就是孕妈妈孕 6 周之后到社区医院办理《母子健康档案》，在 12 周左右带着相关证件到想要在整个孕期进行检查和分娩的医院做各项基本检查，医生看完结果，各项指标都符合条件，允许在这个医院进行产检、分娩的过程。建议孕妈妈在同一家医院进行连续的产检，避免出现漏项。

建档需要做什么检查

建档的各项基本检查包括称体重、量血压、问诊、血液检查、验尿常规等。

血液检查中包括基本的生化检查，乙肝、丙肝、梅毒、艾滋病的筛查，TORCH 全套检查（备孕期发现异常，孕期有发热、皮疹，家有养猫或犬者做该项检查），检测肝肾功能和测 ABO 血型、Rh 血型等。尿常规主要是看有无酮体、尿蛋白，以及是否有潜血。

宝石妈 经验谈

我的建档经历

我刚知道怀孕就跑去北京协和医院检查，做B超确认怀孕，到了12周做NT，抽血做基本检查和生化检查，检验结果出来后，16周建档。建档之前，所有数据都是记录在病历本上，那个病历本上有个数字，是床位号，有了床位号才能建档。

马大夫 特别叮嘱

生育高峰期，建档要趁早

生育高峰期时，各个医院特别是大医院床位更是有限，有些可能需提前"占床"，请准爸爸一定要提前做准备。一般来说，要在得知怀孕的时候就去心仪的医院排队挂号，让医生做各项检查，结果出来后，各项指标符合条件，医院在16~20周会换大的病历卡，才表示你成功建档了。

产检前看一下，
省时省力一次过

扫一扫，听音频

合理利用产检假

孕妈妈如果在上班，而产检使得请假的次数变得更多了，可能会产生某种顾虑。不过，不用担心，孕妈妈是有产检假的，如果在工作时间内去医院产检，应该按出勤对待。

验血前提前咨询采血时间

有些检查需要验血，但并不是所有医院每天都能做，所以孕妈妈准备验血前，需要提前咨询采血时间。

正确记录孕期体重

孕妈妈需要准确记录自己怀孕过程中的体重，可以准确到每周，以便为整个孕期体重的控制提供参考。

留取中段尿，结果最可靠

由于女性的尿道口和阴道口距离比较近，尿液被白带污染的可能性很大，无法真实地反映尿液的情况，所以孕妈妈在留取尿液时最好留取中段尿，这样尿检结果才最可靠。

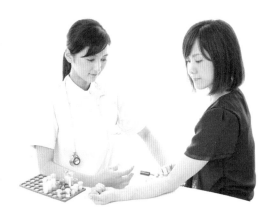

红豆妈
经验谈

**产检假+周末，
少请假也能做好检查**

我们单位员工请假制度比较严格，而且每个月有次数限制，我怀孕后，总担心做产检需要请很多次假，直到后来才知道孕妈妈是有产检假的，再加上周末的时间，我再也不用为请假而烦恼了。我的经验是请半天假，把需要做的产检都做了，如果取结果时间在2小时以内，就等一下取；如果取结果时间比较长，就可以在周六、周日去取。检查时间一下大夫，在移动医疗平台也可以咨询取结果时间。

《母子健康档案》是建档必需的，最好提前办理

扫一扫，听音频

什么是《母子健康档案》

《母子健康档案》是医院建档的前提，它为即将添丁的家庭提供一定的保健知识，并记录孕妈妈产前检查和分娩情况，以后宝宝的保健和预防接种都需要使用。孕妈妈准爸爸可一定要重视起来，需提前约好时间办理。

《母子健康档案》有什么用途

1. 用于记录孕产期情况和宝宝出生之后的健康状况，提供孕产期保健知识和指导。

2. 进行产后母婴访视。

3. 用于宝宝计划免疫接种。

4. 用于宝宝 0～3 岁到相应保健科进行定期体检等。

红豆妈 经验谈

在职孕妈少请假的办理技巧

其实，每个医院规定不一样，如果提前做好电话咨询，可以帮助职场孕妈妈减少请假次数。我去办理《母子健康档案》时，只拿了双方身份证、暂住证和尿检表示怀孕的单子，工作人员就给办理了，特别顺利，整个过程大概只用了10分钟。但是我也跑了两趟，因为第一次去工作人员说逢周一、周四下午才给办理，结果白请假了，如果提前问好，就不至于走冤枉路。吃一堑，长一智。我后来就长记性了，每次产检前都提前咨询好，再也没有遇到类似的情况。

《母子健康档案》如何使用

1. 每次产检时最好都带上，有些医院的医生会在相应的空白处填写相关的检查情况。

2. 分娩时也要给医院提供《母子健康档案》，医生会记录分娩和新生儿的相关情况。

3. 在宝宝出生后 7 天内或出院 48 小时内把《母子健康档案》交给领取档案的社区医院保健科，他们会安排在月子里为你进行上门的产后访视，并指导你如何坐月子、如何母乳喂养、如何护理宝宝等。

4. 居住地所属医院保健科将为你的宝宝提供系统的保健和预防接种服务。

每次检查量体重，
你的体重疯长了吗

扫一扫，听音频

怀孕了，就要坚持监测体重

孕早期，身体会出现许多变化，体重应该从怀孕的时候就开始监测管理。胎宝宝长大、羊水增多、胎盘增大、子宫增大、乳房增重、血液及组织液增多、母体脂肪增加，都是孕妈妈孕期体重增加的原因。

一般来说，使用体重指数评估孕妈妈的营养状况比较准确。

计算公式为

体重指数（BMI）= 体重（千克）÷ 身高的平方（米^2）

孕期的总增重应控制在 12 千克左右

体重指数	孕期体重增长	孕早期体重增长	孕中期体重增长	孕晚期体重增长
< 18.5	12~15 千克	1~2 千克	5~6 千克	6~7 千克
18.5~24	12 千克	2 千克	4 千克	6 千克
> 24	7~10 千克	1 千克	2~4 千克	4~5 千克

马大夫
特别叮嘱

孕期体重增长过快容易引发并发症

很多孕妈妈生怕胎宝宝营养不足、发育不良，因此拼命吃、吃、吃，往往会造成孕期体重增加过多。而真正的危险是可能引发妊娠并发症，如妊娠糖尿病、妊娠高血压等，还容易造成难产，使胎儿产伤发病率增高，将来母婴发生糖尿病、高血压的风险也会增加。

孕早期不必补充大量营养

由于胎儿生长速度快，母体的相关组织增长变化不明显，所需营养较为有限。因此，不必强求补充大量的营养。但这个阶段是胎宝宝生长发育最重要的时期，某些营养素缺乏或过量会引起胎儿早期发育障碍和畸形。此时需要注意营养全面，烹调时应做到食物清淡爽口，避免刺激性强的食物。如有呕吐不可禁食，吐后仍要吃一些易消化的食物。

孕早期体重下降也是正常的

怀孕后，早孕反应如恶心、食欲缺乏、孕吐等会严重影响孕妈妈的热量摄入，导致体重下降。另外，怀孕后孕妈妈所需热量有所增加，如果饮食不变，孕妈妈的身体会优先为胎儿提供营养。如果孕妈妈摄入的热量都被胎宝宝消耗光了，就需要动用自身储存的脂肪来供给热量，这也会导致孕早期体重下降。如果体重下降过多，则需要及时检查。

标准体型的孕妈妈孕中期体重增长控制在 4 千克

孕妈妈的腹部已经略微隆起，尤其是孕前很瘦的孕妈妈，通常会在孕 5 月的时候腹部突然隆起，尽显美丽孕味，胸部逐渐增大，腰部也逐渐变粗。孕中期，体重指数为 18.5～24 的，体重增长控制在 4 千克以内；体重指数小于 18.5 的，体重增长控制在 5～6 千克；体重指数大于 24 的，体重增长控制在 2～4 千克。

标准体型的孕妈妈孕晚期体重增长控制在 6 千克

这个时期孕妈妈即使没有怎么吃东西，体重也会迅速增长，胸部和腹部急速增大，多数孕妈妈会出现水肿，至生产前可增加 5～6 千克。有些孕妈妈还会出现胃灼痛、消化不良、腿部抽筋等情况，这些都是正常情况，不必担心。

当然，孕前体重指数大于 24 的，体重增长可以小于 5 千克；体重指数小于 18.5 的，体重增长在 6～7 千克都是正常的。

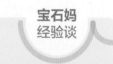

宝石妈
经验谈

**在家量体重需要
注意的事情**

建议孕妈妈最好选择在清晨起床排便后、早餐前，或沐浴后赤脚穿内衣裤时进行测量，每次选择同样的时间点，能保证测量的准确度。

孕早期热量为 1600 千卡，孕中晚期热量为 2000 千卡

孕早期，还不需要增加热量的摄取，所以一天的总热量为 1600 千卡；孕中晚期，因为胎宝宝生长，每天需要额外增加 400 千卡的热量，所以，一天的总热量建议为 2000 千卡。下面列举了 1600 千卡和 2000 千卡的饮食范例。

1600 千卡饮食范例

餐次	食物	热量
早餐	全麦馒头 1 个 + 低脂牛奶 240 克	380 千卡
中餐	糙米饭 1/2 碗 + 糖醋里脊（半个手掌大的里脊）+ 番茄炒蛋 1/2 碗 + 凉拌海带 1/2 碗 + 炒青菜 1 碗	550 千卡
加餐	猕猴桃 1 个	60 千卡
晚餐	白饭 1/2 碗 + 咖喱鸡肉 1/2 碗 + 炒四季豆 1 碗 + 萝卜汤 1 碗	550 千卡
加餐	苹果 1 个	60 千卡
合计：1600 千卡		

2000 千卡饮食范例

餐次	食物	热量
早餐	全麦面包 2 片 + 小葱拌豆腐 1 份 + 蔬菜沙拉 1 份	590 千卡
中餐	红烧牛肉面 1 碗 + 豆芽拌豆腐丝 1 份 + 蒸三文鱼 1 份	680 千卡
加餐	橙子 1 个	50 千卡
晚餐	南瓜薏米饭 1 碗 + 黑芝麻拌菠菜 1 份 + 芦笋炒肉 1 份	600 千卡
加餐	牛奶 150 克	80 千卡
合计：2000 千卡		

"协和"孕期一日带量菜谱推荐

餐次	食物	原料	量/克	热量/千卡	蛋白质/克	脂肪/克	碳水化合物/克
早餐	胡萝卜拌菠菜	胡萝卜	50	17.76	0.48	0	3.84
		菠菜	50	10.68	1.335	0	1.34
	牛奶	牛奶	250	135	7.5	7.5	7.5
	燕麦粥	燕麦片	50	183.5	7.5	3.5	31
	煮蛋	鸡蛋	60	72.04	6.79	4.7	1.04
上午加餐	橘子	橘子	200	60.3	1.34	0	13.4
午餐	金银卷	小麦粉（标准粉）	50	172	5.5	1	36
		玉米面（白）	25	85	2	1	16.75
	香菇油菜炒肉	香菇（鲜）	50	9.5	1	0	1
		猪肉（里脊）	50	77.5	10	4	0.5
		花生油	5	44.95	0	5	0
		油菜	50	10.01	0.87	0	1.31
	芹菜炒豆干	花生油	5	44.95	0	5	0
		豆腐干	25	35	4	1	2.75
		芹菜（白茎，旱）	50	4.62	0.33	0	0.66
下午加餐	饼干	饼干	25	108.25	2.25	3.25	17.75

餐次	食物	原料	量/克	热量/千卡	蛋白质/克	脂肪/克	碳水化合物/克
晚餐	荞麦米饭	大米	50	173	3.5	0.5	38.5
		荞麦	25	81	2.25	0.5	16.5
	清炒西蓝花	西蓝花	100	27.39	3.32	0.83	2.49
		花生油	5	44.95	0	5	0
	芹菜炒鸡胸肉	花生油	5	44.95	0	5	0
		鸡胸肉	25	35	4	1	2.75
		芹菜（白茎,旱）	50	4.62	0.33	0	0.66
晚上加餐	菠菜鸡蛋面	鸡蛋	25	30.02	2.83	1.96	0.44
		小麦粉（标准粉）	25	86	2.75	0.5	18
		菠菜	20	4.27	0.534	0	0.53
		合计		1602.26	70.409	51.24	214.71

（身高160~165厘米、孕前体重55~60千克的孕妈妈，孕早期食谱举例）

（参考：北京协和医院营养餐单）

宝石妈
经验谈

我的"协和"餐单实践心得

在第一次建档时，医生告诉我，要少食多餐，控制总热量，每天监测体重，这样好生养。营养科医生给我开了一日三餐的详细餐单，孕早期热量控制在1600千卡，孕中晚期热量控制在2000千卡。孕晚期是胎儿长肉的时期，但热量也不能过高，以防巨大儿，应跟孕中期保持一致。上面表格中是孕早期的餐单，其实中晚期的餐单可以保持一样，增加主食的分量即可。早餐中燕麦粥的燕麦片加25克；午餐中金银卷的小麦粉加25克、玉米面加10克；晚餐中大米加25克、荞麦加10克；晚上加餐菠菜鸡蛋面的小麦粉加25克。

血压每次都要检查，
排除妊娠高血压的可能

扫一扫，听音频

孕期血压多少是正常

医生或护士会在每次产检时用血压计测量并记录你的血压。目前，不少医院都使用电子血压计。血压计上会显示两个读数，一个是收缩压，是在心脏跳动时记录的读数；另一个是舒张压，是在两次心跳之间"休息"时记录的读数。因此，你的血压是由两个数字组成的，如130/90毫米汞柱。

医生比较感兴趣的是舒张压的读数，就是第二个比较小的数字。总体来说，健康年轻女性的平均血压范围是100/70毫米汞柱到120/80毫米汞柱。如果血压在一周之内至少有两次高于140/90毫米汞柱，而你平常的血压都很正常，那么医生会多次测量血压，判断你是否患上妊娠高血压。

血压会在孕中期下降，最后几周恢复正常

到了孕中期，血压往往会下降，这是因为孕激素（即孕酮）能够使血管壁松弛。较低的血压会使一些孕妈妈在站立过久或快速站起来时觉得头晕，这个时期的动作最好缓慢进行。在怀孕的最后几周，血压会恢复到正常水平。

不要过于担心单一的高数值

一般来说，对一位孕妈妈比较正常的数据，可能对另一位孕妈妈来说就不正常。所以，不要跟别人比较测量结果。医生或护士定期测量血压，就是为了全面了解你的血压水平，这是很重要的。一个单一的高读数可能证明不了什么，也许你只是压力过大或来医院的路上走得太急。如果医生或护士怀疑你的

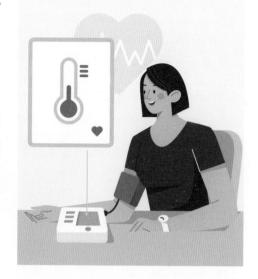

血压升高了，会让你休息 10～15 分钟再测一次，以方便确认。

连续几次测量血压居高不下，需要引起重视

当你的血压读数高于你的正常水平，并且连续几次居高不下时，就会引起医生的关注。如果你的血压开始升高了，那你的尿常规检查结果对于接下来的诊断至关重要。

如果你的尿液中没有出现蛋白质，被诊断为妊娠高血压的概率很高；如果尿液中有蛋白质，你可能处于子痫前期的早期阶段，需要更频繁地做产前检查。

多喝芹菜汁来降压

当发现血压偏高时，不要盲目判定。先调整自己的生活和饮食习惯，经多次测量后再确认。可以多喝点芹菜汁。芹菜中所含的维生素能降低毛细血管通透性，增加血管弹性，具有降血压作用；芹菜含有的丁基苯酞可让血管平滑肌舒张，降低血压。芹菜汁做起来也并不复杂，将芹菜洗净，切小段，放入榨汁机中榨成汁就行了。值得注意的是，芹菜中含钠，食用时需少放或不放盐，避免钠过量，从而导致血压升高。此外，日常饮食要清淡、低盐。

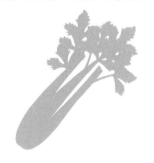

红豆妈 经验谈

放松心态量出最真实的血压

有一次，一位孕妈妈和我一起做产检，医生给量血压，测量后她的血压比较高，她告诉我，她一到医院就紧张，心跳加速，但是每次自己测量，血压都很正常。后来医生说，做24小时血压监护确认无慢性高血压的状况，同时自己在家监测，记录血压，来就诊时带上记录单，医生也可以根据在家测量的数据来判断血压情况。

一定要重点看

验血常规，主要检测孕后是否出现贫血、感染等情况

扫一扫，听音频

教你看懂血常规化验单

白细胞（WBC）

参考范围为（3.50~9.50）× 10^9/升。白细胞是细胞免疫系统的重要成员，当机体受到感染或异物入侵时，血液中的白细胞数量会升高。但孕妈妈的白细胞会有生理性（正常）升高。若有发热、皮疹等不适症状，白细胞会明显增高，要考虑感染的可能性。

中国医学科学院
北京协和医学院　北京协·

产科门诊

		姓　名		年　龄	
科　别　产科门诊			诊　断　妊娠状态		

	英文	中文名称	结果	单位	参考范围
1	WBC	﹡白细胞	8.52	×10^9/L	3.50 - 9.50
2	LY%	淋巴细胞百分比	13.3	↓%	20.0 - 40.0
3	MONO%	单核细胞百分比	6.6	%	3.0 - 8.0
4	NEUT%	中性粒细胞百分比	79.2	↑%	50.0 - 75.0
5	EOS%	嗜酸性粒细胞百分比	0.8	%	0.5 - 5.0
6	BASO%	嗜碱性粒细胞百分比	0.1	%	0.0 - 1.0
7	LY#	淋巴细胞绝对值	1.13	×10^9/L	0.80 - 4.00
8	MONO#	单核细胞绝对值	0.56	×10^9/L	0.12 - 0.80
9	NEUT#	中性粒细胞绝对值	6.75	×10^9/L	2.00 - 7.50
10	EOS#	嗜酸性粒细胞绝对值	0.07	×10^9/L	0.02 - 0.50
11	BASO#	嗜碱性粒细胞绝对值	0.01	×10^9/L	0.00 - 0.10
12	RBC	﹡红细胞	3.50	×10^12/L	3.50 - 5.00

中性粒细胞百分比（NEUT%）

参考范围为50.0%~75.0%，超出此范围说明有感染的可能。

淋巴细胞绝对值（LY#）

参考范围为（0.80~4.00）× 10^9/升，超出此范围说明有感染的可能。

中性粒细胞绝对值（NEUT#）

参考范围为（2.00~7.50）× 10^9/升，超出此范围说明有感染的可能。

红细胞（RBC）

参考范围为（3.50~5.00）× 10^{12}/升，测定单位体积血液中红细胞的数量，低于正常范围代表血液系统出现了问题。

血红蛋白（HGB）

参考范围为 110~150 克／升，低于 110 克／升说明贫血。贫血可引起早产、低体重儿等问题。

血常规

和醫院　检验报告单　病案-

性　别　女　　　　　I D 号

样　本　血　　　　　样本号

英文	中文名称	结果	单位	参考范围
13 HGB	*血红蛋白	110	g/L	110 － 150
14 HCT	*红细胞压积	32.9 ↓%		35.0 － 50.0
15 MCV	*平均红细胞体积	94.0	fl	82.0 － 97.0
16 MCHC	*平均红细胞血红蛋白浓	334	g/L	320 － 360
17 MCH	*平均红细胞血红蛋白	31.4	pg	27.0 － 32.0
18 RDW-S	红细胞体积分布宽度(SD	49.4 ↑fl		39.0 － 46.0
19 RDW-C	红细胞体积分布宽度(CV	14.6	%	0.0 － 15.0
20 PLT	*血小板	213	×10^9/L	100 － 350
21 PCT	血小板压积	0.25	%	0.11 － 0.28
22 PDW	血小板体积分布宽度	14.4	fl	9.0 － 17.0
23 MPV	平均血小板体积	11.9	fl	7.0 － 13.0
24 P-LCR	大血小板比率	41.2	%	13.0 － 43.0

红细胞压积（即血细胞比容）（HCT）

参考范围为 35.0%~50.0%，如高于 50.0%，就意味着血液浓缩。要请医生排除妊娠合并症等。

血小板（PLT）

参考范围为（100~350）×10^9／升，低于 100×10^9／升，说明凝血功能出现了问题。

马大夫
特别叮嘱

重点关注红细胞、白细胞、血红蛋白

红细胞低于 3.5×10^{12}／升，血红蛋白低于 110 克／升，或红细胞压积低于 35%，提示有贫血的可能，应及时就医。当白细胞总数明显升高且中性粒细胞百分比高时，意味着体内有细菌感染的可能。当白细胞总数明显升高且淋巴细胞百分比高时，则有病毒感染的可能。

验尿常规，看肾脏功能
是否能承受孕期生理变化

扫一扫，听音频

教你看懂尿常规化验单

白细胞（WBC）

正常情况下，尿中没有或只有少量白细胞。如果尿液标本里出现白细胞，孕妈妈还伴有尿频、尿急、尿痛的症状，那可能是泌尿系统感染，需要就医。当然，如果尿液留取的时候混入了白带或其他分泌物，尿液中也有可能出现白细胞，这种情况通过多喝水多排尿，基本可以排除隐患。

尿蛋白（PRO）

正常情况下，尿中是没有蛋白的。如果肾脏的血管有了问题，就会产生蛋白尿，对于孕妈妈来说，出现这种情况说明血压可能有问题。如果在留取尿液标本的时候混入了白带，也有可能会出现尿蛋白。

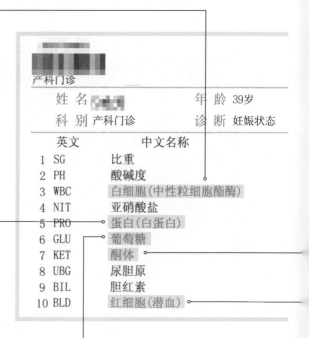

产科门诊

	姓 名	年 龄 39岁
	科 别 产科门诊	诊 断 妊娠状态

	英文	中文名称
1	SG	比重
2	PH	酸碱度
3	WBC	白细胞（中性粒细胞酯酶）
4	NIT	亚硝酸盐
5	PRO	蛋白（白蛋白）
6	GLU	葡萄糖
7	KET	酮体
8	UBG	尿胆原
9	BIL	胆红素
10	BLD	红细胞（潜血）

尿糖（GLU）

尿里有葡萄糖提示可能有妊娠糖尿病的风险。但是孕妈妈如果检查前一天吃了大量甜食或者喝了很多甜饮料等，也容易出现尿糖高。

患糖尿病的孕妈妈更要重视尿酮体

1型糖尿病的孕妈妈发生糖尿病酮症酸中毒的危险性大大增加，2型糖尿病的孕妈妈如果没有进食足够的碳水化合物也可能出现尿酮体。酮体能通过胎盘到达胎儿体内，导致胎儿宫内缺氧，还可能使胎儿神经组织受损，影响其智力发育。因此糖尿病女性妊娠时要经常监测尿酮体，以尿酮体阴性为宜。

尿常规

检验报告单 病案号

性别 女	ID号	
样本 尿	样本号	

结果	单位	参考范围
1.025		1.005 - 1.030
6.0		5.0 - 8.0
NEG	Cells/μl	＜15
NEG		NEG
NEG	g/L	NEG
NEG	mmol/L	NEG
NEG	mmol/L	NEG
3.2	μmol/L	3 - 16
SMALL	μmol/L	NEG
NEG	Cells/μl	＜25

红细胞（潜血）（BLD）

正常情况下，尿液中没有红细胞，尿液中有红细胞可能是肾炎导致的。但如果尿样中混入了阴道分泌物，特别是孕晚期，分泌物比较多，甚至有少量见红现象，也会导致尿隐血阳性。

酮体（KET）

孕妈妈在饥饿、呕吐、吃得少、发热等状态下可能产生尿酮体，如果偶尔有1~2个"+"的尿酮体，问题不大。如果持续有很多尿酮体，那就要重视了，可能是糖代谢发生障碍或糖尿病酮症酸中毒导致的，要遵医嘱。

评估肝肾功能状态，检测肝和肾是否能供应母胎需要

教你看懂肝肾功能化验单

扫一扫，听音频

丙氨酸氨基转移酶（即谷丙转氨酶）（ALT）

正常参考值为 7~40 单位 / 升（U/L）。可作为肝脏、心肌病变、细胞坏死诊断、鉴别和预后观察的依据。

总胆红素（TBil）

正常参考值为 5.1~22.2 微摩 / 升（µmol/L）。总胆红素包括直接胆红素和间接胆红素，大部分来源于衰老红细胞被破坏后产生的血红蛋白。它主要用来诊断肝脏疾病。

直接胆红素（DBil）

正常参考值为 0.0~6.8 微摩 / 升（µmol/L）。直接胆红素升高主要见于肝细胞性黄疸、阻塞性黄疸。

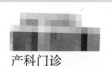

中国医学科学院
北京协和医学院

北京

产科门诊

姓　名	■■■	年　龄	39岁
科　别	产科门诊	诊　断	妊娠状态

	检验项目	结果	单位	参考范围
1 ALT	*丙氨酸氨基转移	114 ↑	U/L	7-40
2 TP	总蛋白	72	g/L	60-85
3 Alb	白蛋白	42	g/L	35-52
4 A/G	白蛋白球蛋白比	1.4		1.0-2.5
5 TBil	总胆红素	9.3	µmol/L	5.1-22.2
6 DBil	直接胆红素	2.1	µmol/L	0.0-6.8
7 GGT	*谷氨酰转肽酶	16	U/L	7-45
8 ALP	*碱性磷酸酶	68	U/L	35-100
9 AST	*天门冬氨酸氨	171 ↑	U/L	13-35
10 TBA	总胆汁酸	0.8	µmol/L	<10.0
11 LD	*乳酸脱氢酶	145	U/L	0-250
12 ChE	胆碱酯酶	7.0	kU/L	5.0-12.0

碱性磷酸酶（ALP）

正常参考值为 35~100 单位 / 升（U/L）。ALP 在妊娠早期会轻度升高，晚期升高 2~4 倍。主要用来检测肝脏疾病。数值不在正常范围的，要注意补钙和维生素 D。

天门冬氨酸氨基转移酶（即谷草转氨酶）（AST）

正常参考值为 13~35 单位 / 升（U/L）。它主要存在于心肌、骨骼肌、肝脏组织当中，是诊断肝细胞实质损害的主要项目。

肌酐（酶法）[Cr(E)]

正常参考值为 45~84 微摩/升（μmol/L）。肌酐是人体肌肉代谢的产物，一般由肾脏排出体外。肌酐是肾脏功能的重要指标，检测该项是了解肾功能的主要方法之一。孕妈妈的肌酐可能出现轻度降低。

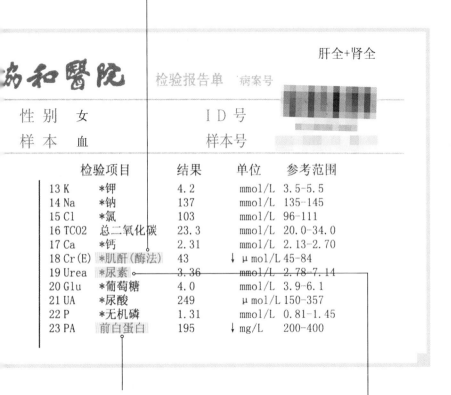

肝全+肾全

协和醫院　检验报告单　病案号

| 性别 | 女 | ID号 |
| 样本 | 血 | 样本号 |

检验项目		结果	单位	参考范围
13 K	＊钾	4.2	mmol/L	3.5-5.5
14 Na	＊钠	137	mmol/L	135-145
15 Cl	＊氯	103	mmol/L	96-111
16 TCO2	总二氧化碳	23.3	mmol/L	20.0-34.0
17 Ca	＊钙	2.31	mmol/L	2.13-2.70
18 Cr(E)	＊肌酐(酶法)	43	↓ μmol/L	45-84
19 Urea	＊尿素	3.36	mmol/L	2.78-7.14
20 Glu	＊葡萄糖	4.0	mmol/L	3.9-6.1
21 UA	＊尿酸	249	μmol/L	150-357
22 P	＊无机磷	1.31	mmol/L	0.81-1.45
23 PA	前白蛋白	195	↓ mg/L	200-400

前白蛋白（PA）

正常参考值为 200~400 毫克/升（mg/L），它反映营养状况、肝功能等指标。孕妈妈要维持正常的生理活动，还要供给胎儿发育需要的营养，前白蛋白孕期略微偏低一点也是正常的，建议多吃鸡蛋、牛奶、牛肉、大豆等高蛋白食物来补充。

尿素（Urea）

正常参考值为 2.78~7.14 毫摩/升（mmol/L）。尿素氮是人体内氮的主要代谢产物，正常情况下，经由肾小球滤过随尿液排出体外。测定它的含量可以粗略估计肾小球的滤过功能，是肾功能的主要指标之一。

TORCH 全套，脱畸检查，避免出现出生缺陷

扫一扫，听音频

教你看懂 TORCH 全套化验单

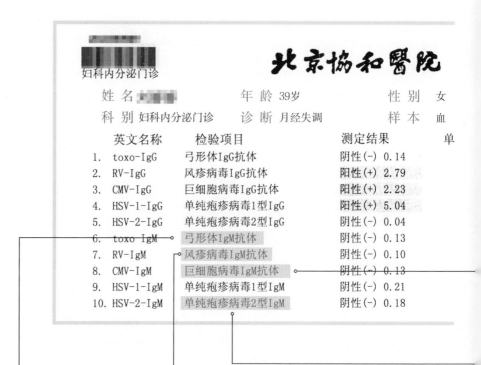

北京协和醫院

妇科内分泌门诊

姓　名		年　龄 39岁		性　别　女
科　别 妇科内分泌门诊		诊　断 月经失调		样　本　血

	英文名称	检验项目	测定结果	单
1.	toxo-IgG	弓形体IgG抗体	阴性(-) 0.14	
2.	RV-IgG	风疹病毒IgG抗体	阳性(+) 2.79	
3.	CMV-IgG	巨细胞病毒IgG抗体	阳性(+) 2.23	
4.	HSV-1-IgG	单纯疱疹病毒1型IgG	阳性(+) 5.04	
5.	HSV-2-IgG	单纯疱疹病毒2型IgG	阴性(-) 0.04	
6.	toxo IgM	弓形体IgM抗体	阴性(-) 0.13	
7.	RV-IgM	风疹病毒IgM抗体	阴性(-) 0.10	
8.	CMV-IgM	巨细胞病毒IgM抗体	阴性(-) 0.13	
9.	HSV-1-IgM	单纯疱疹病毒1型IgM	阴性(-) 0.21	
10.	HSV-2-IgM	单纯疱疹病毒2型IgM	阴性(-) 0.18	

弓形体 IgM 抗体（toxo-IgM）

正常结果为阴性。先天性弓形虫病的预后比较差，因此，一旦发现阳性，需要进一步检查。

风疹病毒 IgM 抗体（RV-IgM）

正常结果为阴性。如检测结果为阳性，一般来说，发热1~2天后出现皮疹，先见于面部，迅速蔓延全身，为粉红色斑丘疹，可持续3天左右，疹退后病情逐渐好转而恢复。

教你看懂化验单上的加号（+）

在化验单上，不是一看到有加号（+），就认为会造成宫内感染。IgG 抗体阳性，仅仅说明孕妈妈既往感染过这种病毒，或许对这种病毒有了免疫力；IgG 抗体阴性，说明孕妈妈也许没有感染过这种病原体，对其缺乏免疫力，应该接种疫苗，待产生免疫抗体后再怀孕。接种过一些病毒疫苗的女性，会出现 IgG 抗体阳性，如接种过风疹疫苗的女性会出现风疹病毒 IgG 抗体阳性，接种过乙肝疫苗的女性会出现乙肝抗体阳性。因此，要分清哪个是保护性抗体，哪个是非保护性抗体。

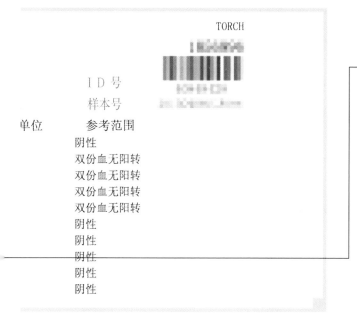

TORCH

ID 号

样本号

单位	参考范围
	阴性
	双份血无阳转
	双份血无阳转
	双份血无阳转
	双份血无阳转
	阴性
	阴性
	阴性
	阴性
	阴性

巨细胞病毒 IgM 抗体（CMV-IgM）

正常结果为阴性。孕晚期如果查出巨细胞病毒感染，需择期进行剖宫产手术，以避免胎儿经阴道分娩时，吸入分泌物被感染。孩子出生后要人工喂养，防止母乳中的巨细胞病毒由乳汁传染给婴儿。

单纯疱疹病毒 2 型 IgM 抗体（HSV-2-IgM）

正常结果为阴性。如发现有感染的迹象或检测结果呈阳性，应去条件较好的医院对胎儿进行检测。与此同时，对可能受感染的胎儿进行严密观察，若发现问题，应在医生的指导下终止妊娠。

怎样预防弓形虫感染

1. 孕前或孕早期要对孕妈妈进行常规弓形虫抗体检查，如果为阴性，即表示没有感染过，要注意预防感染，并定期复查。一旦发现孕妈妈出现急性感染，要给予螺旋霉素治疗，同时进行羊水穿刺和B超检查。如果胎宝宝证实受到感染，需要采用磺胺加乙胺嘧啶治疗，如果胎宝宝有比较明显的症状，可考虑终止妊娠。

2. 大家喜欢的宠物，如猫、犬等是弓形虫病的重要传染源，需要在孕前半年给宠物做检查，如发现弓形虫，及时治疗，定期检测，是可以继续留在主人身边的。

3. 在加工处理猪、牛、羊肉等生肉后，要彻底洗手，并且在烹调各种肉类以及蛋、乳类食物时一定要做熟，不能一味追求口感，防止摄入含有弓形虫活包囊的食物。

4. 饭前要洗手，蔬果在食用前应充分清洗。

5. 女性应提前做病原学检测或血清学检查，感染者治愈半年后方能怀孕。

风疹病毒是先天性心脏畸形的罪魁祸首

风疹病毒可以通过胎盘使胎儿发生先天性风疹，严重的会胎死宫内，幸存的出生后可出现风疹综合征，表现为先天性白内障、先天性心脏病、严重听力障碍和智力发育迟缓，这些症状不一定出生后立即出现，有时出生后数周或数月才表现出来。

有部分女性会感染上风疹病毒，一旦感染，特别是妊娠的前3个月，会引起流产和胎儿畸形，因为此时是胚胎各组织器官生成和分化的关键时期，对外界因素比较敏感。

怀孕的前3个月，尤其是风疹流行时期，孕妈妈应尽量少去公共场合，以避免接触风疹患者导致感染。对有风疹患者接触史或疑有风疹症状的孕妈妈，可测定风疹病毒抗体，如风疹病毒IgM抗体测定为阳性，需进一步做确认试验，明确是否近期有过风疹病毒感染，为避免出现胎儿畸形，应考虑终止妊娠。

乙肝筛查尽早做，
减少宫内感染的概率

扫一扫，听音频

什么是乙肝五项

乙肝五项检查分别是：乙型肝炎表面抗原（HBsAg）、乙型肝炎表面抗体（HBsAb）、乙型肝炎 e 抗原（HBeAg）、乙型肝炎 e 抗体（HBeAb）、乙型肝炎核心抗体（HBcAb）。

乙肝五项详细解读

临床意义	HBsAg	HBsAb	HBeAg	HBeAb	HBcAb
急性乙肝病毒感染的潜伏期后期	+	−	−	−	−
急性乙肝的早期（传染性强）	+	−	+	−	−
急慢性乙肝 （传染性强，俗称大三阳）	+	−	+	−	+
急慢性乙肝	+	−	−	−	+
急慢性乙肝，有一定传染性	+	−	+	+	+
急慢性乙肝 （传染性弱，俗称小三阳）	+	−	−	+	+
乙肝进入恢复期，开始产生免疫力	+	+	−	+	+
急性乙肝感染恢复期， 或有既往感染史	−	−	−	+	+
乙肝恢复期，已有免疫力	−	+	−	+	+
接种乙肝疫苗后，或乙肝病毒 感染康复，已有免疫力	−	+	−	−	+

注："+"表示阳性，"−"表示阴性。

教你看懂乙肝五项化验单

乙型肝炎表面抗原（HBsAg）

正常值为阴性，< 0.05。此项结果是检测体内是否存在乙肝病毒。阳性就表明已经发现"敌情"——体内已经有病毒了。

乙型肝炎表面抗体（HBsAb）

正常值为阴性，< 10.0。此项结果是检测体内是否有保护性。检查结果呈阳性，表明身体对乙肝病毒已经产生免疫力了，是好事。

中国医学科学院
北京协和医学院

北京协和醫院

产科门诊

| 姓 名 | | 年 龄 39岁 | | 性 别 女 |
| 科 别 产科门诊 | | 诊 断 妊娠状态 | | 样 本 血 |

	英文	中文名称	结果
1	HBsAg	*乙型肝炎表面抗原(仪器法)	阴性(-) 0.02
2	HBsAb	*乙型肝炎表面抗体(仪器法)	阳性(+) 282.75
3	HBeAg	*乙型肝炎e抗原(仪器法)	阴性(-) 0.33
4	HBeAb	*乙型肝炎e抗体(仪器法)	阳性(+) 0.54
5	HBcAb	*乙型肝炎核心抗体(仪器法)	阳性(+) 6.43
6	HCV-Ab	*丙型肝炎抗体	阴性(-) 0.07
7	TP-Ab	梅毒螺旋体抗体(仪器法)	阴性(-) 0.03
8	HIV Ag/Ab	艾滋病病毒抗体及抗原初筛	阴性(-) 0.14

乙型肝炎 e 抗原（HBeAg）

正常值为阴性，< 1。此项结果是检测体内的病毒是否复制及具有传染性。如呈现阳性，表示病毒正在积极"扩军"，传染性强。

结果有异常，需检测病毒量

如果检查发现为乙型肝炎或丙型肝炎，要进一步检测乙型肝炎病毒DNA、丙型肝炎病毒 RNA，查看是否感染肝炎病毒或肝炎病毒是否在体内复制，或者只是病毒携带者。

如果能在早期发现急性肝炎病毒感染，及时治疗，对孕妈妈和胎儿是非常有益的。如果在中期或晚期发现，要严格消毒隔离，避免新生儿感染，减少母婴垂直传播。

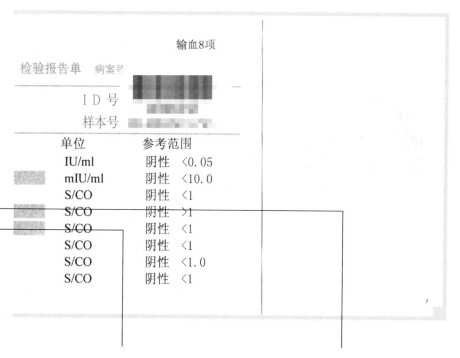

单位	参考范围	
IU/ml	阴性	＜0.05
mIU/ml	阴性	＜10.0
S/CO	阴性	＜1
S/CO	阴性	＞1
S/CO	阴性	＜1
S/CO	阴性	＜1
S/CO	阴性	＜1.0
S/CO	阴性	＜1

输血8项

检验报告单　病案号

ID 号

样本号

乙型肝炎核心抗体（HBcAb）

正常值为阴性，＜1。此项结果是检测体内是否感染过乙肝病毒。如呈现阳性，表示感染的过去式或现在进行时，核心抗体是个永久性的烙印，只要曾经感染过乙肝病毒，就会持续存在。

乙型肝炎 e 抗体（HBeAb）

正常值为阴性，＞1。此项结果是检测体内的病毒是否受到抑制。

在孕 11~14 周做 NT
早期排畸检查，准确率高

扫一扫，听音频

帮你读懂 NT 值

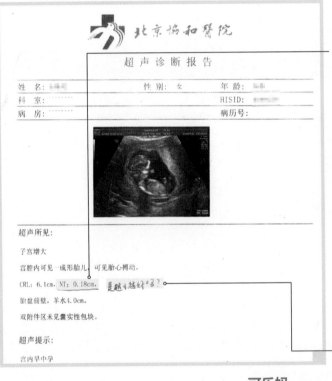

NT 值

NT 排畸检查是孕早期的排畸检查。NT 是指胎儿颈后透明层厚度，用于评估唐氏综合征的风险，就是早期唐筛。一般来说，只要 NT 值低于 3 毫米，就表示胎儿正常，无须担心。而高于 3 毫米，则要考虑唐氏综合征、特纳综合征等的可能。那么就一定要做绒毛活检或者羊水穿刺的检查，以进一步排查畸形。

NT 值并不是越小越好，只要在参考范围内，不高于或过于接近临界值，都是正常的。

可乐妈 经验谈

做NT检查不需要憋尿

做NT检查是不需要憋尿的，孕妈妈肚子里已经有羊水了，能看清宝宝了。其实，做NT检查前孕妈妈不需要做什么特别的准备，可以放心地吃早餐、饮水，这都不会影响检查结果。我是在12周+3天做的，NT检查结果显示0.18厘米，在正常范围之内。好开心，肚子里的小宝宝顺利闯过一关！

NT 是排除胎儿畸形的重要依据

NT 是指胎儿颈后部皮下组织内透明液体的厚度，NT 检查是产前筛查胎儿染色体异常的有效方法之一，能够作为判断是否为唐氏儿的重要依据。

一图读懂 NT 扫描的意义

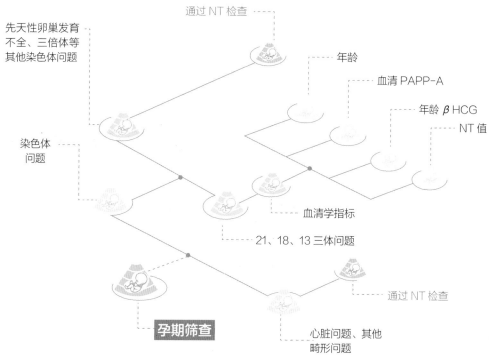

通过 NT 检查

先天性卵巢发育不全、三倍体等其他染色体问题

年龄

血清 PAPP-A

年龄 β HCG

NT 值

染色体问题

血清学指标

21、18、13 三体问题

孕期筛查

通过 NT 检查

心脏问题、其他畸形问题

马大夫
特别叮嘱

11~14周，做NT检查的最佳时机

NT 检查在孕 11 周之前做，胎宝宝比较小，在 B 超检查时看不出；如果检查过晚，胎宝宝的淋巴系统会吸收过多的液体，使得检查结果缺乏准确性。所以，NT 检查最好在孕 11~14 周做，此时，胎宝宝头臀长 45~84 毫米，可经腹部或阴道超声测量，11~13 周 98%~100% 的胎儿可测量 NT 值，14 周则降至 11%。

如果孕妈妈错过了 NT 检查的最佳时间，不必过分担忧，孕中期还有唐氏筛查及大排畸检查，也可以达到更深入的排畸检查效果。

NT 排畸检查项目并不是所有医院都有的，孕妈妈可以提前到能做的医院咨询并预约，防止错过最佳的检查时间。

凝血检查，
预测出血风险

扫一扫，听音频

教你看懂凝血检查化验单

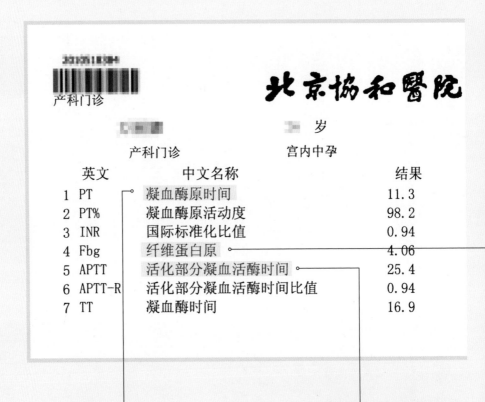

产科门诊

北京协和醫院

岁

产科门诊　　　宫内中孕

	英文	中文名称	结果
1	PT	凝血酶原时间	11.3
2	PT%	凝血酶原活动度	98.2
3	INR	国际标准化比值	0.94
4	Fbg	纤维蛋白原	4.06
5	APTT	活化部分凝血活酶时间	25.4
6	APTT-R	活化部分凝血活酶时间比值	0.94
7	TT	凝血酶时间	16.9

凝血酶原时间（PT）

参考范围为 10.4~12.6 秒（s）。凝血酶是由凝血酶原被激活而来的，凝血酶原时间是凝血系统的一个较为敏感的筛选试验，主要反映外源性凝血是否正常。

活化部分凝血活酶时间（APTT）

参考范围为 22.7~31.8 秒（s）。APTT 主要反映内源性凝血是否正常。

凝血检查看止血功能

凝血是指血液由流动的液体状态变成不能流动
的凝胶状态的过程。凝血检查主要是了解孕妈
妈的止血功能有没有缺陷，事先有所准备，避
免在分娩过程中大出血而措手不及。

凝血1

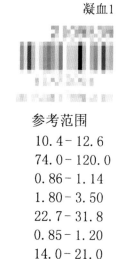

单位	参考范围
s	10.4 - 12.6
%	74.0 - 120.0
	0.86 - 1.14
g/L	1.80 - 3.50
s	22.7 - 31.8
	0.85 - 1.20
s	14.0 - 21.0

纤维蛋白原（Fbg）

参考范围为1.80~3.50克/升（g/L）。Fbg是
血液中含量最高的凝血因子，既是凝血酶作用
的底物，又是高浓度纤溶酶的靶物质，在凝血
系统和纤溶系统中同时发挥重要作用。超出正
常范围有患感染、炎症或肝脏疾病的可能。

测血型，预防新生儿溶血病

扫一扫，听音频

教你看懂测血型化验单

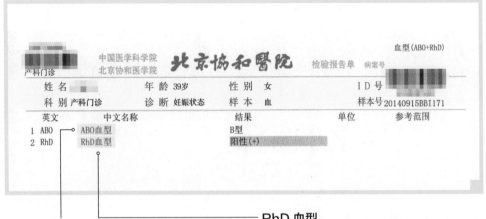

ABO 血型

按照人类血液中的抗原、抗体所组成的血型的不同而分为 A 型、B 型、AB 型、O 型，其中 O 型血的人比较常见，被称为"万能捐血者"，AB 型血的人则是"万能受血者"。

Rh 血型由来

Rh 是恒河猴（Rhesus Macacus）英文名称的头两个字母。1940 年，兰德斯坦纳等科学家做动物实验时发现，恒河猴与多数人体内的红细胞上存在 Rh 血型的抗原物质，因此得名。

RhD 血型

凡是人体血液红细胞上有 Rh 凝集原者，为 Rh 阳性，反之为 Rh 阴性。这样就使 A、B、O、AB 四种主要血型分别被划分为 Rh 阳性和 Rh 阴性两种。

马大夫 特别叮嘱

测溶血很重要

ABO 溶血病的症状轻重差别很大，轻症的孕妈妈仅出现轻度黄疸，容易被视为生理性黄疸而漏诊，有些仅表现为晚期贫血，重症则有可能发生死胎，不过十分少见。如果孕妈妈血型为 Rh 阴性，要检测准爸爸的血型。如果孕妈妈血型为 Rh 阳性，小宝宝有溶血的风险，孕妈妈应该进行抗人球蛋白试验和抗 D 抗体滴度检测，在孕期及产后应用抗 D 免疫球蛋白预防新生儿溶血。

珍贵的"熊猫血"

据有关资料介绍，Rh 阳性血型在中国汉族及其他大多数民族人口中约占 99.7%，个别少数民族中约为 90%；而 Rh 阴性血型比较稀有，在中国全部人口中只占 0.3%～0.4%，所以 Rh 阴性血型又被称为"熊猫血"，其中 AB 型 Rh 阴性血更加罕见，仅占中国总人口的 0.034%。

ABO 溶血病

如果准爸爸是 A、B 或者 AB 型血，孕妈妈是 O 型血，且有过流产史，怀孕时就应该想到这个问题，必要时要征求医生的意见。调查资料显示，中国有 30% 的妊娠存在血型不合，新生儿溶血病的发病率为 11.9%，但是很少有严重病例发生。

马大夫特别叮嘱

Rh血型是怎么遗传的

一般来说血型是终生不变的。血型遗传借助于细胞中的染色体。在 ABO 血型系统中，A 和 B 基因是显性基因，而 O 基因则是隐性基因。在 Rh 血型系统中，Rh 由第一对染色体上的两个等位基因控制，Rh 阳性（Rh+）是显性基因，Rh 阴性（Rh-）是隐性基因。双亲血型均为 Rh+，并同时将 Rh- 基因遗传给子代，其子一代即表现为 Rh-；当双亲中有一人血型是 Rh- 时，其子女血型为 Rh- 的概率增大；当双亲血型均为 Rh- 时，其子女血型肯定是 Rh-，不可能出现 Rh+。

血型	抗原（凝集原）	抗体（抗凝集素）
A	A	抗B
B	B	抗A
O	无	抗A、抗B
AB	A、B	无

从上面的表格可以看到，O 型血的孕妈妈体内已经存在抗 A、抗 B 抗体，假如胎宝宝是 A 或 B 型血，即母子血型不合，那孕妈妈血液内的抗 A、抗 B 抗体就会通过脐带进入胎宝宝体内，发生抗原抗体反应，从而导致溶血。

但是，并非所有的母子 ABO 血型不合都会引起溶血，只有孕妈妈体内的抗 A、抗 B 抗体的水平足够高才会发生溶血现象。因此，怀孕时如果发现宫内出现可疑溶血的表现时，可以通过检测孕妈妈体内的抗 A、抗 B 抗体的水平来预测

ABO 溶血发生的可能性。需要注意的是，由于 A、B 血型物质广泛存在于自然界某些植物、寄生虫和细菌中，O 型血的孕妈妈通常在第一胎妊娠前即可受到自然界中 A、B 血型物质的刺激而产生抗 A、抗 B 抗体，是母体自带的，与怀孕本身无关，因此 ABO 溶血病发生在第一胎，多为轻症。

母子血型不合判定表

父母血型	子女血型	子女不可能的血型	父母血型	子女血型	子女不可能的血型
O+O	O	A、B、AB	A+B	AB、A、B、O	—
O+A	A、O	B、AB	A+AB	A、B、AB	O
O+B	B、O	A、AB	B+B	B、O	A、AB
O+AB	A、B	O、AB	B+AB	A、B、AB	O
A+A	A、O	B、AB	AB+AB	A、B、AB	O

陪检时，准爸爸该做什么

安抚孕妈妈的坏情绪

孕妈妈在等待检测结果时，可能会慌乱、紧张、坐立不安，这时候准爸爸要保持理性、冷静，应该主动安抚孕妈妈，让她不必担心。

记录平时妻子遇到的问题，提醒询问

孕 8~12 周期间，孕妈妈会去做 B 超和一些常规检查，准爸爸可以记录一下怀孕以来在妻子身上发生的问题和比较疑惑的地方，提醒妻子向医生咨询，帮助孕妈妈一起顺利做检查。

双胞胎孕妈妈
孕期产检提前知

扫一扫，听音频

B 超检查的时间间隔和检查方案

相较单胎，怀双胞胎的孕妈妈产前检查有不同的时间间隔和检查方案。

孕妈妈单胎妊娠常规检查为孕 7 月以前每 4 周检查 1 次，孕 8～9 月每 2 周检查 1 次，孕 10 月每周检查 1 次。

孕 3 个月 B 超检查，可以确定是单胎还是双胎。怀双胞胎的孕妈妈孕 6 月前，每 1~2 周检查 1 次，以便及时发现异常情况；6 个月后每 2 周检查 1 次。

就 B 超来说，怀双胞胎的孕妈妈应至少每月进行 1 次胎儿生长发育的超声评估和脐血流多普勒检测。如果为同卵双胎，或可疑双胎输血综合征时，要增加检查频率，同时，妊娠晚期需要增加对胎儿的超声评估次数。

孕期补充营养补充剂方案

由于怀双胞胎，孕妈妈自身和胎宝宝的营养需要量增加，并发症发生率高于单胎妊娠，因此孕妈妈在孕期药物的应用和营养补充剂的补充上与单胎孕妈妈不同。比如，双胎妊娠铁剂和钙剂的补充，推荐补充时间和剂量要多于单胎。

唐氏筛查的方案

一般来说，唐氏筛查通过抽取孕妈妈血清，检查其中相关成分的指标，结合孕妈妈的预产期、年龄等，来计算先天缺陷胎儿的危险系数。因此，

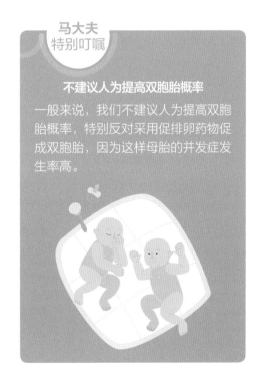

**马大夫
特别叮嘱**

不建议人为提高双胞胎概率

一般来说，我们不建议人为提高双胞胎概率，特别反对采用促排卵药物促成双胞胎，因为这样母胎的并发症发生率高。

有条件的孕妈妈可以进行无创 DNA 筛查，根据孕妈妈具体情况判断是否需要做有创产前诊断来进行染色体检查。

入院和分娩时间

双胎妊娠的早产和流产率远远高于单胎，双胎妊娠的分娩方式和时间比单胎复杂，需根据绒毛膜性状、胎儿位置、孕产史、妊娠并发症、宫颈成熟度及胎儿宫内情况等综合判断。

对于无并发症的单胎孕妈妈，有顺产条件的，当出现 5 分钟一次的规律宫缩、破水时，就要入院待产，若无分娩指征，需在医生建议下入院；无顺产条件需要剖宫产分娩的，一般建议最好在 39 周前入院。

对于无并发症的双胎孕妈妈，入院时间和分娩时间更早，一般建议双绒毛膜双胎的，37～38 周入院；单绒毛膜单羊膜囊双胎的，32～34 周就需要入院。

双胎输血综合征

怀双胞胎的孕妈妈有一些特有并发症，包括选择性胎儿生长受限、双胎之一异常以及双胎输血综合征（简称 TTTS）等，其中 TTTS 是较为严重的一种。

TTTS 发病原因与单绒毛膜双胎共用一个胎盘有关，双胎中一胎儿的血液，通过不平衡的胎盘血管吻合网输送给另一胎儿。供血儿逐渐失血，导致肾脏的灌注减少出现少尿及羊水过少，晚期还会出现贫血、生长受限等；受血儿可能表现出不同程度的心室肥厚和扩张、高血压、水肿等。

马大夫 特别叮嘱

双胞胎孕妈妈应注意休息，及早住院待产

怀双胞胎的孕妈妈子宫增大要比单胎迅速和明显，特别是在孕 24 周以后尤为迅速。在孕晚期，很容易出现心慌、呼吸不畅、下肢水肿、静脉曲张等压迫症状。临产时比较容易发生子宫收缩无力而出现滞产，也可因胎盘早期剥离发生产前出血等症，还可因子宫过度膨大、胎盘过大而感觉疲惫，因此在孕晚期要特别注意休息，劳逸结合，观察宫缩情况，预防早产。如有症状，怀双胞胎的孕妈妈应及早住院待产，以便进一步检查，进行针对性治疗，降低母婴并发症发生率。

"协和"孕妇课：缓解孕吐的方法

扫一扫，听音频

孕吐是孕早期最明显的表现之一，多数孕吐症状会在孕 16 周以后慢慢缓解，所以孕妈妈不必过于担心，下面看看过来人都有哪些小妙招应对孕吐。

蔬果汁缓解孕吐

蔬果汁健康可口，可增进食欲，促进消化，孕妈妈可以用胡萝卜、黄瓜、苹果等来打些蔬果汁，能缓解孕吐。

吃苏打饼干、吐司

孕妈妈可以在睡前吃点苏打饼干、吐司等，这样第二天早晨起床时不会因为空腹感而出现恶心、呕吐的情况。

巧用生姜缓解恶心

生姜被称为"呕家圣药"，孕妈妈可以将生姜切碎，放入开水中冲泡，品尝一杯独特的姜茶，也能缓解孕吐。

生姜红糖饮可帮助孕妈妈缓解恶心，具体做法是：取生姜 1 片、红枣 4 颗，用开水浸泡 5~10 分钟，加入红糖调匀即可。

此外，还可做糯米生姜粉冲服饮用来止呕，具体做法是：取糯米 250 克、生姜汁 3 匙，一起放入锅中炒至糯米焦黄，然后磨成粉末。每次 1~2 匙，用开水冲服，一日 3 次。

刺激内关穴，减轻孕吐

内关穴位于前臂前区，距腕横纹向上 3 指宽处，孕妈妈用一只手的拇指，稍用力向下点压对侧手臂的内关穴，保持压力不变，继而旋转揉动，以产生酸胀感为度。可以起到保护心脏、宁心安神、理气止痛的功效，能有效缓解孕吐。

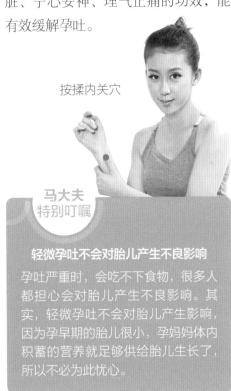

按揉内关穴

马大夫特别叮嘱

轻微孕吐不会对胎儿产生不良影响

孕吐严重时，会吃不下食物，很多人都担心会对胎儿产生不良影响。其实，轻微孕吐不会对胎儿产生影响，因为孕早期的胎儿很小，孕妈妈体内积蓄的营养就足够供给胎儿生长了，所以不必为此忧心。

喝口水都吐，正常吗？

马大夫答：有的孕妈妈早孕反应非常强烈，喝口水都吐，可以在清晨用西瓜汁、苹果汁等果汁来补充体力，此外要注意休息、保证充足的睡眠，宜选择清淡、易消化的食物，少食多餐。如果孕吐反应严重，影响到正常进食，体重下降明显，没有尿，那就应该及早去医院咨询、治疗。

和我一起有宝宝的同事突然胎停育了，我好害怕，什么是胎停育？

马大夫答：胎停育是指孕早期胚胎停止发育的现象。造成胎停育的原因很复杂，如内分泌失调、生殖道感染、子宫异常、染色体问题、母胎之间免疫不适应等。如发生胎停育，孕妈妈的主要表现如下。

①不再有恶心、呕吐等早孕反应，乳房发胀的感觉也会随之减弱。②阴道会有出血，常为暗红色的白带。③可能出现下腹疼痛，排出胚胎。

上述情况也是因人而异的，有的直接出现腹痛，然后流产，也有的要靠常规 B 超检查才能发现。胎停育后最好在医生指导下进行清宫术，调整心态。建议留取绒毛进行染色体检查，以查找本次胎停育的原因。

竟然有卵巢囊肿，怎么办？

马大夫答：一般孕早期通过B超检查可以发现和确诊卵巢囊肿，孕早期发现的卵巢囊肿一般为良性囊肿，孕妈妈不用太过担心，如果囊肿小于4厘米、无回声，多为生理性的。孕期发现的卵巢囊肿对妊娠和分娩影响不大，但也不能掉以轻心，应该定期检查，检测与卵巢囊肿相关的B超及血清等指标，关注囊肿的生长状态，按照医生指导进行治疗。同时密切观察有无腹痛症状，如有腹部剧烈疼痛，应警惕卵巢囊肿破裂或扭转，及时就医，必要时手术处理。

PART 3

孕5个月

（孕17~20周）

第二次正式产检

第二次正式产检的检查项目

扫一扫，听音频

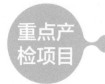

重点产检项目

• **唐氏筛查、羊水穿刺**

　　孕妈妈在孕 15 周以上，可抽血做唐氏综合征筛检（即唐筛，以 15 ~ 20 周最佳），并看第二次产检的抽血报告。至于施行羊水穿刺的孕周，原则上是以 17 ~ 23 周进行为宜，主要是检查胎儿的染色体是否异常。

基本检查项目

检查项目	检查目的	标准值
体重检查	超标或过低都不好	孕中期增加 4 千克
血压检查	是否患有妊娠高血压	110/70~120/80 毫米汞柱
尿常规	了解肾脏情况	尿蛋白及酮体为阴性
血常规	检查有无贫血	血红蛋白 110~160 克 / 升
多普勒听胎心音	了解胎宝宝心跳情况	110~160 次 / 分

产检前看一下，
省时省力一次过

扫一扫，听音频

有些医院并没有做唐氏筛查的资质，需要提前了解，以免耽误筛查时间。

不是每个孕妈妈都需要做羊水穿刺

唐氏筛查结果为高危的孕妈妈，需要做羊水穿刺。高龄孕妈妈（35 岁以上）需直接做羊水穿刺，到能做此检查的医院配合 B 超检查，由有经验的医生操作。

测血压要放松

测血压前一定要放松，最好先休息 15 分钟，平静后再测量。

一次血压数值偏高不能说明什么，可能是紧张，也可能是在医院楼上楼下跑得匆忙了点，休息 10~15 分钟后再进行测量，有可能就正常了。

胎心检查怎么过

测胎心前，孕妈妈要保持良好的心态和轻松的心情，避免大喜大悲，最好不要喝咖啡和浓茶，少吃辣椒、咖喱等食物。

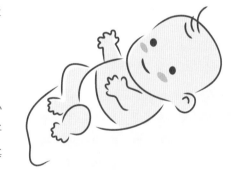

马大夫
特别叮嘱

双胎及多胎孕妈妈不需要做唐筛

双胎及多胎孕妈妈不需要做唐筛，因为双胎及多胎的各项检测数据指标与单胎的完全不同，临床中常用的唐氏筛查参照数据根本无法适用，双胎及多胎孕妈妈做唐筛的意义不大。双胎及多胎孕妈妈可以通过检测胎儿染色体代替唐筛，主要通过做无创 DNA 及羊水穿刺进行。

不容错过的唐氏筛查

扫一扫，听音频

唐氏筛查是什么

唐氏筛查一般是抽取孕妈妈2毫升的血液，检测血清中甲胎蛋白（AFP）和人绒毛膜促性腺激素（HCG）、游离雌三醇（uE3）的浓度，结合孕妈妈的预产期、年龄、体重和采血时的孕周，计算出"唐氏儿"的危险系数。

为什么一定要做唐氏筛查

唐氏综合征是染色体异常导致的一种疾病，可造成胎宝宝身体发育畸形，运动、语言等能力发育迟缓，智力严重障碍，多数伴有各种复杂的疾病，如心脏病、传染病、弱视、弱听等，且生活不能自理。

一般35岁以下的孕妈妈做唐氏筛查最佳的检测时间是孕15~20周，35岁（指分娩时达到35岁）或35岁以上的高龄产妇及其他有异常分娩史的孕妈妈要咨询产科医生，了解羊水穿刺等产前诊断。羊水穿刺即羊水穿刺术检查，这是最常用的侵袭性产前诊断技术。

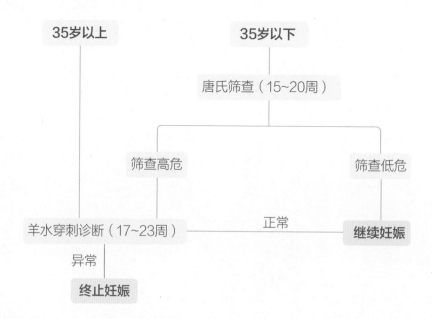

唐筛高危

筛查结果中的"低风险"表明患唐氏综合征的风险比较低，"高风险"表明患唐氏综合征的风险比较高。不过，即使结果出现了"高风险"，孕妈妈也不用太惊慌，因为唐筛的产前筛查并不等于产前诊断，准确性并非100%。事实上，筛查结果为"高风险"，胎儿超过90%不是先天愚型。比如21-三体综合征风险系数为1%，意思是21号染色体发生变异产生先天愚型胎儿的概率为1%，也许是有问题的那1%，也许是没问题的那99%。同样地，筛查结果为"低风险"也不代表胎儿一定不是先天愚型，只是其先天愚型发生概率更低。

所以，当筛查结果为"高风险"时，应尽快做羊水穿刺或无创DNA来再次评估风险性，评估结果有可能会是低风险。

马大夫特别叮嘱

重视唐筛，预防唐氏儿

唐氏儿身体发育畸形，运动、语言等能力发育迟缓，智力严重障碍，多数伴有各种复杂的疾病，如心脏病、弱视、弱听等，且生活不能自理。唐氏儿具明显的特殊面容体征，如眼距宽，鼻根低平，眼裂小，外耳小，舌胖，常伸出口外，流涎多。

为了一次通过唐筛，需要做哪些准备

准备好详细的个人资料

在产前筛查时，孕妈妈需要提供较为详细的个人资料，包括出生年月、末次月经时间、体重、准确孕周、是否患胰岛素依赖性糖尿病、是否双胎、是否吸烟、是否有异常妊娠史等，由于筛查的风险率统计中需要根据上述因素做一定的校正，因此在抽血之前填写化验单的工作十分重要。

提前预约时间

唐氏筛查只需抽取孕妈妈的外周血，但唐氏筛查与月经周期、体重、身高、准确孕周、胎龄大小都有关。一般来说，孕15~20周为唐氏筛查的最佳时期，孕妈妈不要忘记和自己的产检医生约好检查时间。

饮食建议

做唐氏筛查时不需要空腹，但要少吃油腻食物和水果。

一定要
重点看

扫一扫，听音频

唐氏筛查报告单分析

MoM（multiple of media），即中位数倍数的意思，也就是与相同孕周孕妈妈数值的中位数相比，测量值是中位数的倍数。MoM 越接近 1，越表明数值与人群接近。

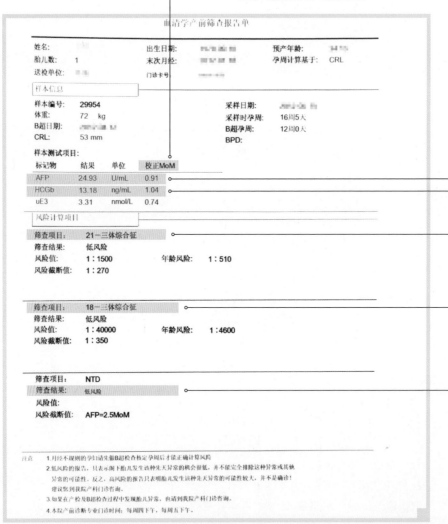

血清学产前筛查报告单

姓名：		出生日期：		预产年龄：	
胎儿数：	1	末次月经：		孕周计算基于：	CRL
送检单位：		门诊卡号：			

样本信息

样本编号：	29954		采样日期：	
体重：	72　kg		采样时孕周：	16周5天
B超日期：			B超孕周：	12周0天
CRL：	53 mm		BPD：	

样本测试项目：

标记物	结果	单位	校正MoM
AFP	24.93	U/mL	0.91
HCGb	13.18	ng/mL	1.04
uE3	3.31	nmol/L	0.74

风险计算项目

筛查项目：	21—三体综合征
筛查结果：	低风险
风险值：	1：1500　　　年龄风险：　1：510
风险截断值：	1：270

筛查项目：	18—三体综合征
筛查结果：	低风险
风险值：	1：40000　　　年龄风险：　1：4600
风险截断值：	1：350

筛查项目：	NTD
筛查结果：	低风险
风险值：	
风险截断值：	AFP=2.5MoM

注意　1.月经不规则的孕妇请先做B超检查核定孕周后才能正确计算风险。
　　　2.低风险的报告，只表示胎儿发生这种先天异常的机会很低，并不能完全排除这种异常或其他异常的可能性。反之，高风险的报告只表明胎儿发生这种先天异常的可能性较大，并不是确诊！
　　　　建议您到我院产科门诊咨询。
　　　3.如果在产检及B超检查过程中发现胎儿异常，也请到我院产科门诊咨询。
　　　4.本院产前诊断专业门诊时间：每周四下午，每周五下午。

AFP

甲胎蛋白是女性怀孕后胚胎干细胞产生的一种特殊蛋白。如果胎宝宝是无脑儿，患开放性脊柱裂，孕妈妈血中 AFP 含量会超出正常值。这种物质在怀孕第 6 周就出现了，随着胎龄增长，孕妈妈血中的 AFP 含量越来越多。胎宝宝出生后，妈妈血中的 AFP 含量会逐渐下降至孕前水平。

HCG

HCG 值反映人绒毛膜促性腺激素的浓度，医生会将这个数据连同孕妈妈的年龄、体重及孕周等，通过计算得出胎宝宝患唐氏综合征的危险度。

21- 三体综合征

风险截断值为 1∶270。此报告单中该项检查结果为 1∶1500，远低于风险截断值，表明胎儿患唐氏综合征的概率很低。

18- 三体综合征

风险截断值为 1∶350。此报告单中该项检查结果为 1∶40000，远低于风险截断值，表明胎儿患 18-三体综合征的概率很低。

筛查结果

"低风险"表明低危险，"高风险"表明高危险。即使结果出现了"高风险"，孕妈妈也不必惊慌，因为高风险人群也不一定都会生出唐氏患儿，还需要进行羊水细胞染色体核型分析确诊。

可乐妈经验谈

多久能看到唐筛结果

我做唐筛，是一次就顺利通过了。分享下经验，北京协和医院是孕早期与孕中期联合筛查，第一次在12周时抽血，第二次在16周时抽血，两次抽血结果合并出一份最终报告，一般在第二次抽血当日15个工作日后出结果。

羊水穿刺和无创 DNA

扫一扫，听音频

唐筛如出现高危，需要做羊水穿刺

如果唐氏筛查的结果不在安全范围内，即是高危。即便如此，孕妈妈也不要太忧虑，可以进一步做羊水穿刺，再次评估风险性，评估结果有可能会是低危。

羊水穿刺是怎么回事

胎儿染色体异常，如果不伴有结构异常，B超就检查不出来，要通过羊水穿刺获取胎儿细胞，然后进行胎儿染色体核型分析才能诊断胎儿染色体疾病。还有一些遗传病是基因突变或先天性基因方面的异常导致的，可能就要进行一些特殊的针对这种基因的检测。

羊水穿刺是这么一回事：

1.需要 5~10 分钟即可完成；

2.疼痛感如打针时的针扎感觉；

3.检查时间在孕 17~23 周为佳。

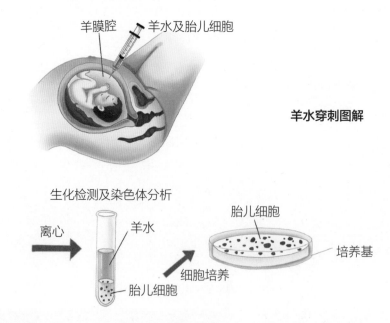

羊膜腔　羊水及胎儿细胞

羊水穿刺图解

生化检测及染色体分析

离心　羊水　胎儿细胞

培养基

胎儿细胞　细胞培养

并不是所有孕妈妈都需要进行这项检查，如果你有以下情况之一，请考虑做相应检查：

① 预产年龄超过 35 岁（含 35 岁）；② 唐氏筛查未过；③ 产前筛查胎儿染色体异常高风险；④ 曾生育过染色体病患儿；⑤ 产前 B 超检查怀疑胎儿可能有染色体异常；⑥ 夫妇一方为染色体异常携带者；⑦ 曾生育过单基因病患儿或先天性代谢病患儿；⑧ 医生认为有必要进行的其他情形。

做羊水穿刺的小秘密

虽然这种检查的危险性比较小，但实际还是存在风险的，其中包括胎儿、胎盘或脐带可能受到伤害或感染，会导致流产或早产。

孕妈妈需要做羊水穿刺时，应到条件相对较好的大医院进行。严格掌握适应证，并且配合 B 超检查，由有经验的医生操作，这些都是很有必要的。

另外，如果没有必要，孕妈妈可以不做这项检查。

做羊水穿刺会伤害胎宝宝吗

虽然是侵入性检查，但穿刺过程全部由 B 超监控，对胎儿不会造成伤害，只会稍微提高流产概率，约为 0.3%。怀孕 4 个月时，羊水量通常都在 400 毫升以上，而羊水穿刺时只抽走 20 毫升左右，胎儿之后又会再制造，所以出现危险的概率非常低。

羊水穿刺需要去几次医院

第一次：了解日
了解孕期情况；
签署知情同意书；
预约穿刺日期并缴费

穿刺日
完成穿刺的过程；
预约随诊日期

1

2

3

4

穿刺前一日
抽血查血常规

随诊日
取穿刺报告；
遗传咨询

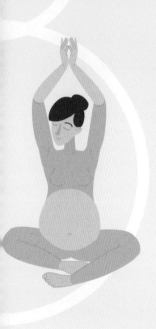

术前术后注意事项

1 术前三天禁止同房。

2 术前一天请沐浴。

3 术前 10 分钟请排空尿。

4 术后至少休息半小时，无不良症状再离开医院。

5 术后 24 小时内不沐浴，多注意休息，根据自身情况决定，可以休息一周，避免重体力活，不要绝对卧床休息。

6 术后半个月禁止同房。

7 扎针的地方可能会有点痛，也有人可能会有一点阴道出血或分泌物增加。不过，只要稍微休息几天，症状就会消失，不需要服用任何药物。术后三天里如有腹痛、腹胀、阴道流水、阴道流血、发热等症状，第一时间去医院就诊。

也可以选择做无创 DNA

无创 DNA 产前检测是通过采集孕妈妈外周血 10 毫升，从血液中提取游离 DNA（包含孕妈妈 DNA 和胎宝宝 DNA），来分析胎宝宝的染色体情况，更为安全。

对比项目	血清学筛查	胎儿颈后透明层厚度超声（NT）	羊水穿刺	无创DNA产前检测
检查风险	5% 假阳性率	5% 假阳性率	0.3%流产率	无流产风险
检出率	60%~80%	60%~80%	99%	99%
孕周	（11~20）+6 天	11~14	17~23	12~26
检查类别	21- 三体	21- 三体	所有染色体非整数倍	三大染色体非整数倍
准确率	50%	60%	99%	92%~99%
安全性	无创	无创	有创	无创
出结果时间	1 周	当天	2 个月	2 周

关于无创 DNA 你需要知道的几件事

1. 这是一种创新型产前检测技术，目前在临床上应用较广泛。

2. 抽取孕妈妈静脉血就可以精准估计胎儿是否有 3 种最常见的染色体疾病（21- 三体、18- 三体、13- 三体）。

3. 无创 DNA 筛查对于最常见的 3 种染色体异常识别率多在 95% 以上。

4. 体重过重、双胎、辅助生殖妊娠、一年内输过血或做过同种免疫治疗、一方染色体异常、有基因病家族史的孕妇不适合做。

5. 它不能查 21 号、18 号、13 号染色体以外的其他染色体异常。

6. 它不能取代羊水穿刺，如果无创结果有问题，还需要羊水穿刺来确诊。

7. 无创 DNA 筛查约 2 周出结果。

无创 DNA 与羊水穿刺 + 核型分析有什么不同

羊水穿刺+核型分析	无创DNA产前检测
覆盖所有 23 对染色体	只针对 21 号、18 号、13 号染色体
准确性比较高（检出率接近 100%）	检出率在 92%～99%
有创	无创
出报告所需时间长	出报告快
价格相对便宜	价格较高
诊断性的结果	高风险还需要羊水穿刺证实

无创 DNA 代替不了羊水穿刺

无创 DNA 现在还代替不了羊水穿刺。虽然无创 DNA 产前筛查的准确率可高达 99%，但它也只是一种筛查，如果筛查结果是阳性，最终还是要通过羊水穿刺检查来确诊。

此外，目前无创 DNA 产前筛查所筛查的染色体只有 3 种。如果胎儿存在其他方面的染色体问题，很可能筛查不出来。而羊水穿刺检查除了能确诊上述 3 种疾病，如果影像学检查怀疑胎儿有微缺失微重复综合征或其他染色体异常的可能，孕妇是各种基因病的高风险人群，有染色体异常胎儿分娩史，夫妻一方有明确的染色体异常问题等，都能通过羊水穿刺进行相关的检查和诊断。

无创 DNA 检测流程

1 确定接受无创 DNA 产前检测

2 签署《知情同意书》、缴费、领取采血包

4 采血后 2 周，出检测报告

3 抽取静脉血（无须空腹）

胎心是胎儿活力的表现，正常胎心率在 110~160 次 / 分

扫一扫，听音频

正确听胎心音

胎心就是胎儿的心跳。一般在胎儿 17~20 周时，可以在腹部用产科听诊器听到胎心。

目前运用比较多的是多普勒高灵敏度仪器，它兼具了传统胎心仪功能，在胎儿 12 周时，就可以听到像马蹄声一样的心跳，而一般的听诊器要到胎儿 17~18 周时才能追踪到心跳声。但是在孕早期，由于胎儿的位置关系或者其他种种干扰因素，比如母体的脂肪过厚等，即使用极精密的仪器也无法听到胎心音。

胎儿小于 5 个月时，听胎心音的位置通常在脐下腹中线的两侧。

胎儿 6 个月左右时，在脐下正中线附近就可以听到胎心音。以后随着胎儿的生长及胎位的不同，胎心的位置也会有变化。因胎心音多自胎背传出，在胎背近肩胛处听得最清楚，所以头位的胎心音可在下腹两侧听，臀位的胎心音可在上腹两侧听，横侧位的胎心音可在脐上或脐下腹中线处听。

胎儿 6~8 个月时，随着胎儿的长大，胎心的位置也会上移。由于胎动通常是胎儿手脚在动，所以右侧感到胎动频繁时，胎心一般在左侧；左侧感到胎动频繁时，胎心一般在右侧。头位和臀位也会影响胎心的位置，头位时胎心在脐下，臀位时胎心在脐上。

正常的胎心率

正常胎心率在 110~160 次 / 分，有时还要快些，也不太规律，到孕晚期就规律多了。有时会有短暂的停跳，或速度达到 180 次 / 分，均属于正常现象。如果胎心率 < 110 次 / 分或 > 160 次 / 分时，可间隔 10~20 分钟重复听一次，若频繁、长期出现这种现象应及时就诊。

宫高和腹围是判断胎儿大小的重要指标

扫一扫，听音频

通过测量宫高，如发现与妊娠周数不符，过高或过低都要寻找原因，可做 B 超等检查，确定有无双胎、畸形、死胎、羊水过多或过少等问题。测量腹围可以了解宫腔内的情况及子宫大小是否符合妊娠周数。因为每位孕妈妈高矮、胖瘦不同，测量宫高、腹围差别较大，所以胎儿生长情况只能以个体的监测数据变化进行比较。

腹围的增长规律

孕妈妈整个孕期腹围的增长遵循着一定的规律。从孕 16 周开始测量，其增长规律是：孕 20~24 周时，腹围增长最快，每周增长 1.6 厘米；孕 25～36 周时，每周增长 0.8 厘米；孕 36 周以后，增长速度减慢，每周增长 0.3 厘米。如果以妊娠 16 周测量的腹围为基数，到足月，平均增长 21 厘米。单纯测量腹围并不能作为胎儿发育的指标，应该动态观察腹围增长情况。

马大夫特别叮嘱

妊娠期子宫增大有一定规律性

妊娠期子宫的增大有一定规律性，表现为宫底升高、腹围增加。因此，从宫高的增长情况可以推断妊娠期和胎儿的发育情况。将测量结果记录在妊娠监测图上，以观察胎儿发育与孕周是否相符。

只要医生没有额外提示或说明，即使腹围不按平均数值增长，孕妈妈也不必担忧和困扰。因为受胖瘦、进食情况等影响，每个孕妇的腹围增长情况并不完全相同。

怎么测量宫高和腹围

宫高： 从下腹耻骨联合处上方至子宫底间的长度为宫高。
腹围： 以肚脐为准，水平绕腹一周的长度为腹围。

不同孕周的妊娠宫高

妊娠期	宫高
妊娠 12 周末	在耻骨联合上 2~3 厘米
妊娠 16 周末	在耻骨联合与肚脐之间
妊娠 20 周末	在脐下 1~2 横指
妊娠 24 周末	平脐或者脐上 1 横指
妊娠 28 周末	在脐上 2~3 横指
妊娠 32 周末	在肚脐与剑突之间
妊娠 36 周末	在剑突下 2~3 横指
妊娠 40 周末	下降至肚脐与剑突之间或者稍高

陪检时，准爸爸该做什么

做孕妈妈的好帮手

产检是比较烦琐的，许多孕妈妈去医院产检时，感觉忙得停不下来。因此，准爸爸应做一个好帮手，让孕妈妈有休息的时间。

1. 抽血、称体重、量血压时，孕妈妈需要脱掉外套或鞋子，准爸爸可帮助孕妈妈拿着外套、包包、产检资料，能让孕妈妈轻松不少。

2. 等结果时，准爸爸可以给孕妈妈接杯水，让她及时补充水分。

3. 准爸爸还可多跑几趟，看看结果是否出来了，出来了帮忙取一下。

4. 如果产检结果有异常，孕妈妈可能会很担心，准爸爸要及时安慰她。

一起听听孕妇课程

很多医院会有孕妇课程，准爸爸在陪孕妈妈产检时，可以一起听听孕妇课程，了解一下孕妈妈、胎宝宝的情况和住院的注意事项、新生儿的护理等。准爸爸可以记录下重点事项，回家后监督孕妈妈执行。这也是在为住院生产和产后照顾妈妈和宝宝做准备。

"协和"孕妇课：
学习感受胎动

扫一扫，听音频

肚子里的颤抖有可能是胎动

孕 5 月，最重要的变化是大多数孕妈妈能感觉到胎动了，这是非常神奇而有趣的经历。但有些人不一定知道那就是胎动，可能要到孕 17 周或 18 周待胎动多起来了才恍然大悟：哦！原来这就是胎动啊！有的孕妈妈觉得肚子里如同喝了汽水般蠕动，有的则觉得如同蝴蝶停留在肩膀上抖动。不同孕妈妈对胎动的感受不同。

胎动是有规律的

在整个孕期，胎动的规律是从无到有，从少到多，再从多到少。胎宝宝的活动在孕 8 周末就已经出现，孕 12 周末已经比较频繁，只是动作比较轻微，孕妈妈感觉不到而已。经产妇可能会在孕 16 周或者更早些时候察觉，最迟不会超过孕 5 月。如果进入孕 5 月仍然没有胎动，就需要到医院检查了。

> **马大夫**
> **特别叮嘱**
>
> **胎动规律，就是正常的**
> 胎动的次数无论多少，只要胎动规律、有节奏、变化不大就是正常的。

胎动的变化

在孕 18~20 周，胎宝宝每天的胎动次数为 200 余次。

到了 28~32 周，胎宝宝每天的胎动明显活跃且频繁，达到高峰，每天可达 570 次。

到 32 周以后，胎宝宝逐渐占满了整个子宫空间，并逐渐下降到盆腔，活动空间减少，每天的胎动次数有所减少。

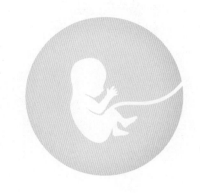

马大夫问诊室

扫一扫,听音频

怀孕后站久了脚就会肿,怎么办?

马大夫答: 只要血压正常,尿蛋白阴性,孕期轻度水肿是正常现象。一般情况下,轻度水肿不会对胎宝宝和孕妈妈造成明显影响。但如果水肿蔓延到上肢甚至面部,则需要及时就医。轻度水肿可以通过下面的方法加以调节:① 尽量少吃盐;② 每天喝水不宜超过1500毫升;③ 适当活动,不宜过累;④ 不要长时间站立;⑤ 坐或躺下时可以把腿部抬高;⑥ 穿防血栓袜,促进血液循环。

怀孕能用护肤霜吗?

马大夫答: 可以用护肤霜,不过在用之前最好看一下,是否含有不适合孕妈妈的成分。最好使用孕妇专用护肤霜,当然,用婴儿专用的护肤霜也可以,婴儿的皮肤娇嫩,所用护肤霜不会添加有害成分。

怀孕5个月了,肚子显小正常吗?

马大夫答: 首先,要确定自己是不是怀孕5个月了,有时候由于计算失误,可能真正怀孕的时间还不到5个月。如果一切正常,不用担心,因为有些孕妈妈的肚子现在可能不显,到后面会突然显怀。但是如果身体有不适症状,就要去医院检查一下。

孕期突然牙疼如何才能缓解?

马大夫答: 牙痛是很常见的牙病症状,很多牙病都能引起牙痛,常见的有龋齿、急性牙髓炎、慢性牙髓炎、牙周炎、牙龈炎等。

孕妈妈最好去医院做全面检查,以对症治疗。到孕5月,胎宝宝各方面发育都已经稳定,牙齿问题一般不会引起流产,但孕妈妈也要及时治疗,因为如果没有得到及时治疗,到孕晚期有可能会引起早产。

怀头胎时没有妊娠纹，这次怀孕也应该没有吧？

马大夫答： 尽管怀头胎时没有长妊娠纹，但如果本次怀孕体重增长过快，还是有可能产生妊娠纹的。只要肚子变大，就会加重孕妈妈身体的负担，而皮肤的伸缩程度是有限的。体重增长过快，妊娠纹会随之出现。孕妈妈如能让自己的体重缓慢增长，那么皮肤也能逐渐展开，这样出现妊娠纹的可能性就会降低。

第二次怀孕了，在照顾大宝时要注意什么？

马大夫答： 只要怀孕期间没有出现问题，孕妈妈就可以像平时一样抱孩子，带孩子去散步或去公园玩。但是，如果孕妈妈抱孩子会增加腰部的负担，最好采用跪在地板上等让自己感觉比较轻松的姿势。

此外，有时候大宝会爬到孕妈妈的肚子上，或是无意中踢到孕妈妈的肚子。孕妈妈肚子中的胎宝宝有羊水保护，能承受一定程度的冲撞。只要没有出现腹痛、阴道出血等情况，孕妈妈就不用太过焦虑。

相隔10年后，我再次怀孕了，这种情况下怀孕是否有危险？

马大夫答： 不用太紧张，但要注意自己的年龄。孕妈妈虽有生产经验，身体状况却和初产妇不一样了。相隔10年再怀孕，现在的自己已经长了10岁，而有的孕妈妈会超过40岁。如果在怀头胎时就有妊娠糖尿病、妊娠高血压、贫血、早产等情况发生，那么就要仔细进行饮食与体重控制了。孕妈妈年龄增长，胰腺功能会减退，发生妊娠糖尿病风险会增加。

PART 4

孕6个月

（孕21~24周）

第三次正式产检

第三次正式产检

扫一扫，听音频

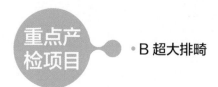

重点产检项目

· **B 超大排畸**

本月 B 超的主要目的是针对胎儿的重大畸形做筛检，如脑部异常、四肢畸形、胎儿水肿等。

基本检查项目

检查项目	检查目的	标准值
体重检查	超标或过低都不好	孕中期增加 4 千克
血压检查	是否患有妊娠高血压或妊娠低血压	110/70~120/80 毫米汞柱
尿常规	了解肾脏情况	尿蛋白及酮体为阴性
血常规	检查有无贫血	血红蛋白 110~160 克 / 升
多普勒听胎心音	了解胎宝宝心跳情况	110~160 次 / 分
测量宫高、腹围	了解胎宝宝生长情况	与孕周符合

马大夫特别叮嘱

大排畸彩超能检查出脏器、四肢等畸形

一般来说，做大排畸彩超能清楚地看见胎宝宝的各脏器的情况，帮助了解胎宝宝的生长发育状况，可以查看胎宝宝的头、脊柱、四肢是否畸形，还可以查出胎宝宝是否有先天性心脏病、唇腭裂、多指（趾）和外耳等方面的畸形。

产检前看一下，省时省力一次过

扫一扫，听音频

大排畸，可以不用憋尿

本月孕妈妈进行大排畸检查时，不再需要憋尿，检查前要排空尿液。

做 B 超时，胎宝宝不要睡着了

做大排畸，要求胎宝宝是活动着的状态，睡着了会影响 B 超结果。可以散步 20 分钟、吃点东西，让胎宝宝处于活跃的状态。

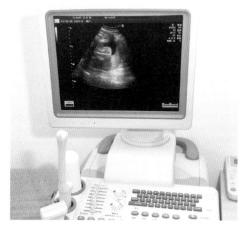

做 B 超时，会在孕妈妈的肚皮上涂抹耦合剂，有一种凉凉的感觉，它用来排除探头和孕妈妈肚皮间的空气，进行有效检测。

可乐妈
经验谈

民间看男女的方法

1.下怀是男孩，上怀是女孩。

2.妊娠线细而长是男孩，妊娠线断开是女孩。

3.孕妈妈肚脐眼凸出是男孩，肚脐眼形状不变是女孩。

4.双顶径比股骨长2厘米以上是男孩。

5.胎盘在子宫前壁的是男孩，在子宫后壁的是女孩。

6.如果孕妈妈变得漂亮，皮肤变得光滑，可能怀女孩；反之，孕妈妈皮肤变得粗糙，甚至脸上长满青春痘等，则可能怀男孩。

对我来说，第1、3、6条是符合的，上怀、肚脐眼形状没变、皮肤也光溜溜的，生下来果然是个漂亮千金。其他几点就不太准确了。尽管很多孕妈妈都想知道自己怀的是男孩还是女孩，但是现在男孩女孩都是爸妈的宝。孕妈妈只要保持愉快的心情，和准爸爸一起期待就好了。

B超报告单的各项参数

扫一扫，听音频

教你看懂 B 超排畸单

双肾盂分离

正常胎儿肾脏的集合系统可有轻度分离，分离径可达 6 毫米，而胎龄大于 30 周后肾盂扩张 ≥ 10 毫米或存在肾小盏扩张则为肾积水。发现了胎儿肾积水不要过于担忧，不必急于终止妊娠，应于 B 超发现一周后复查。如果胎儿肾积水宽度 < 1.63 厘米或肾实质厚度 > 0.58 厘米，可视为正常；如果胎儿肾积水宽度 > 2.15 厘米或肾实质厚度 < 0.2 厘米，为不可复性肾积水，应该进行遗传咨询，看小儿外科医生了解可能的畸形、治疗方法、远期预后，对胎儿做出负责的决定。如果数据在安全线以内，大概是胎儿憋尿了，排出尿来就好了。

羊水指数

以孕妈妈的脐部为中心，分上、下、左、右 4 个区域，将 4 个区域的羊水深度相加，就得到羊水指数。孕晚期羊水指数的正常值是 8~20 厘米。

北京协和

超声诊断

姓　名：　　　　　　　性别：女
科　室：产科门诊
病　房：········

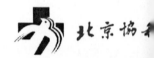

超声所见：

双顶径5.9cm，头围21.2cm，腹围19.3cm，股骨长4.0cm

四腔心可见，胎心规律

胃泡、膀胱、双肾可见，脐带腹壁入口未见异常

脊柱强回声排列未见明显异常

双侧上肢肱/尺/桡骨、下肢股/胫/腓骨可见

上唇形态未见明显异常

胎盘前壁及右侧壁，羊水4.8cm，脐动脉S/D：2.3

超声提示：
宫内中孕

双顶径（BPD）

头部左右两侧之间最长部位的长度，又称为"头部大横径"。当孕早期无法通过头臀长来确定预产期时，往往通过双顶径来预测；孕中期以后，在推定胎儿体重时，往往也需要测量该数据。

在孕5月后，双顶径基本与怀孕月份相符合：孕28周（7个月）时约为7.0厘米，孕32周（8个月）时约为8.0厘米。依此类推，孕8个月以后，平均每周增长约0.2厘米为正常，足月时一般在9.3厘米以上。

头围

测量的是胎儿环头一周的长度，确认胎儿的发育状况。孕24周的胎儿头围为（22±1）厘米，此B超单上结果为21.2厘米，在正常范围内。

腹围

也称腹部周长，测量的是胎儿腹部一周的长度。孕24周的胎儿腹围为（18.74±2.23）厘米，此B超单上结果为19.3厘米，在正常范围内。

股骨长

上腕骨的长轴，用于推断孕中晚期的妊娠周数。孕24周的胎儿股骨长为（4.36±0.5）厘米，此B超单上结果为4.0厘米，在正常范围内。

脐动脉 S/D

胎儿脐动脉收缩压与舒张压的比值，与胎儿供血相关。当胎盘功能不良或脐带异常时，这个比值会出现异常。在正常妊娠情况下，随着孕周的增加，S（脐动脉血流收缩期最大血流速度）下降、D（脐动脉血流舒张期末期血流速度）升高，使S/D下降，到了快足月妊娠时S/D小于3。

三维彩超和四维彩超一样吗

扫一扫，听音频

三维彩超或四维彩超监测

一般在孕24~28周，医院会为孕妈妈准备一次彩超排畸检查，因为胎儿24周左右时正是大脑突飞猛进的发育时期，这个时期的胎儿结构已经形成，胎儿的大小及羊水适中，在宫内的活动空间较大，胎儿骨骼回声影响较小，图像也比较清晰。孕妈妈可以选择三维彩超或四维彩超进行检测。

三维彩超

这是立体动态显示的彩色多普勒超声诊断方式，它不仅具有二维彩超的全部功能，还可以进行胎儿头面部立体成像，可清晰地显示眼、鼻、口、下颌等状态，可协助医生直接对胎儿先天畸形进行诊断，包括表面畸形和内脏畸形，特别是二维彩超难以显示的头面部畸形，能确定胎儿在子宫中的精确位置。

四维彩超

四维彩超不仅具有三维彩超的所有功能，而且在三维彩超图像的基础上加上时间维度参数，可以实时观察胎儿动态的活动图像。

做四维彩超前，心态要平和

做四维彩超，孕妈妈能够看到胎宝宝的实时面部表情，所以做检查前不能过分紧张，应保持平和的心态，否则会对胎宝宝面部表情的成像造成影响。

马大夫特别叮嘱

彩超并不是万能的

一般来说，做彩超能看出大方面的畸形，例如先天性心脏病、唇腭裂、脊柱裂、多指（趾）和消化道梗阻等方面的畸形均可查出，但是彩超也不是万能的，例如先天性耳聋、先天性白内障、外耳畸形等就无法检测出来。

教你看懂胎儿超声结构

小脑横径

小脑横径的检测数据用来描述颅内小脑的形态。通过检测数据对比正常孕周数，可以反映小脑发育是否正常。

胎头

轮廓完整为正常，缺损、变形为异常。脑中线无移位和无脑积水为正常。

胎儿心脏

胎心和胎儿心脏不同。胎心正常只是指心跳的节奏快慢正常，而等胎儿24 周做四维彩超时，可以观察胎儿心脏有无病变。怀孕 4 个月后，胎儿心脏血管已经形成并已具有正常的胎心功能，此时可通过高质量的彩超发现明显的心脏畸形。

胎位

胎位是胎儿先露部位与母体骨盆前、后、左、右的关系。写法由三方面来构成：先露部位在骨盆的左侧或右侧，简写为"左（L）"或者"右（R）"；顶先露为"枕"，即"O"，臀先露为"骶骨"，即"S"，面先露为"颏"，即"M"，肩先露为"肩"，即"Sc"；先露部位在骨盆之前、后或横，简写为"前（A）""后（P）"或者"横（T）"。

后颅窝池

位于大脑颅后窝的后下部。后颅窝池是观察胎儿颅脑结构的重要线索，正常宽度为2～10毫米，如果出现后颅窝池宽度大于10毫米的情况，需要密切观察胎儿，警惕胎儿畸形。

脊柱

胎儿脊柱连续为正常，缺损为异常，提示可能脊柱有畸形。

腹部前后径

腹部前后间厚度。在检查胎儿腹部的发育状况以及推定胎儿体重时，需要测量该数据。

腹部横径

腹部的宽度。在孕20周之后，与腹部前后径一起来推测胎儿的发育情况。

脐带

在正常情况下，脐带应漂浮在羊水中，如在胎儿颈部见到脐带影像，可能为脐带绕颈。

唇、腭

连续为正常。现代医学还不能确切知道唇腭裂的发生原因。一般认为，怀孕3个月以前出现下述情况可能会导致宝宝唇腭裂：受到严重的病毒感染；受到强烈的精神刺激；缺乏维生素D、叶酸、铁、钙等；受到X射线照射；吸烟、酗酒、缺氧等。

胎盘

胎盘位置说明胎盘在子宫壁的位置；胎盘的正常厚度应在2.5～5.0厘米。

前期羊水多或血清甲胎蛋白高，需关注羊水量

扫一扫，听音频

B超羊水量检查并不是所有人都做

B超羊水量检查并不是所有人都要做的，羊水量会随着怀孕周数的增加而发生变化。到了孕中期，羊水量仍然过多，提示可能存在胎儿畸形或者孕妈妈高血糖，有此情况的孕妈妈要适时进行相关检查。

羊水是越多越好吗

羊水是维持胎儿生存非常重要的物质之一，胚胎开始形成之前，羊水将比较厚实的子宫壁撑开，从而为胎儿提供了自由、舒适的活动空间，也是保护胎儿的屏障。羊水还可以缓解外力对子宫的冲击，使子宫内的温度比较稳定。此外，通过提取、分析羊水成分，能够帮助了解胎儿的健康及生长发育情况，到了孕妈妈分娩时，羊水能使子宫对胎儿头颅部的压力减轻，能够防止胎盘过早剥离，协助扩张宫颈，减轻孕妈妈阵痛的同时，帮助顺利娩出胎儿。

但是，羊水过多也是不好的。羊水不是静止的，它通过胎儿的吞食和羊膜的吸收进行代谢，在胎儿与母体之间不断交换，维持着动态平衡。当羊水指数大于18厘米时，就是羊水过多，它往往提示着孕妈妈可能有妊娠糖尿病、胎儿可能有畸形等，孕妈妈需提高警惕，定期产检，发现问题及时就医。

羊水过少也不好

羊水过少，一般是由胎儿先天性因素引起的，主要表现是羊水产生不足。羊水过少，一般是胎儿的泌尿系统出现了问题，如尿道闭锁、肾脏发育不全或者先天性肾缺如等，这些问题都可导致胎儿尿少或无尿，从而使

孕妈妈的羊水如偏少，同时伴有腹泻、脱水等症状，可以适当多喝白开水、豆浆，多吃水果。

得羊水的来源减少；也可能是孕妈妈患病，胎盘功能减退，腹泻、脱水，甚至是破水导致的。如果羊水过少，胎动时，孕妈妈腹痛明显，腹围及宫高较正常孕周要小很多，需要定期检查，排除异常因素。

看懂 B 超羊水量检查报告单

有的孕妈妈在前期检查时，检查出羊水量过多，需要做 B 超来查看羊水量的多少。其实，无论羊水量过多还是过少，都会对胎儿造成不良影响。评价羊水量的指数有羊水指数（AFI）和羊水最大暗区垂直深度（AFV）。以脐横线和腹白线为基准，将腹部分成四个象限，测量各象限最大羊水池的垂直径线，四者之和就是羊水指数。AFI 在 8~18 厘米属于正常，AFV 在 3~8 厘米属于正常。通常 AFI 大于 18 厘米，AFV 大于 8 厘米，表示羊水过多；AFI 小于 8 厘米，AFV 小于 3 厘米，表示羊水过少。孕妈妈需要提前了解 AFI 和 AFV 等相关知识，在做 B 超检查时，重点关注超声诊断结果，发现异常及时就医，不要盲目猜测。

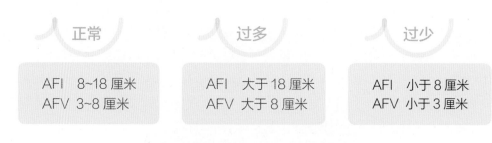

正常
AFI　8~18 厘米
AFV　3~8 厘米

过多
AFI　大于 18 厘米
AFV　大于 8 厘米

过少
AFI　小于 8 厘米
AFV　小于 3 厘米

陪检时，准爸爸该做什么

准备可口的早餐

孕妈妈在做大排畸 B 超之前不能空腹，需要吃早餐，这样可以使胎儿处于活动状态，更有利于看清胎儿图像。准爸爸应该在孕妈妈产检当天早起，为孕妈妈准备好可口的早餐，保证孕妈妈有充足的体力，保持良好的情绪，再进行 B 超检查。

做最佳护航人

准备去医院产检之前，准爸爸可以提前帮孕妈妈准备好产检时需要携带的预约单等。在去医院的路上，保护孕妈妈平安过马路、防止摔倒并留意来往车辆，孕妈妈产检时，帮助她排队、挂号、缴费等。

"协和"孕妇课：
静脉曲张和腿脚抽筋

扫一扫，听音频

改善腿部静脉曲张的方法

1. 适度活动。每天坚持慢步行走30分钟左右，这样可以改善腿部肌肉的张力，促进腿部血液循环。

2. 不要让腿部肌肉过于劳累，不要穿高跟鞋。睡前对腿部和脚部进行适当按摩。

3. 经常变换体位。站着或者坐着时，孕妈妈要经常变换体位，不能长时间保持一个姿势，坐久了需要站起身并活动四肢。

4. 经常抬高膝关节。孕妈妈躺着时，可以在脚或者腿下面放一个枕头或者靠垫，尽量将腿脚支高一点；坐着时，孕妈妈可将脚抬起放在一个小板凳上，这样可以抬高膝关节，减轻腿部不适。也可以穿防血栓袜来缓解。

5. 多做腿部按摩。孕妈妈要经常给腿部做按摩，也可以在睡觉前用毛巾热敷腿部，这样更有利于促进腿部的血液循环，改善静脉曲张现象。

腿脚抽筋大多由缺钙造成

有些孕妈妈经常出现的腿脚抽筋，是由于母体缺钙造成的。怀孕后，孕妈妈对钙的需求量大大增加，如果摄入不足，将造成体内低钙。加上有的孕妈妈平常缺少日照，从饮食中获取的维生素 D 太少，会使钙缺乏加重。钙缺乏会使神经肌肉的兴奋性增加，从而造成肌肉收缩，引起腿部抽筋。孕妈妈从孕中期起就要增加对钙的摄入量，每天需摄入 1000 毫克钙，孕晚期每天需摄入 1200 毫克钙。

注意补钙和饮食搭配

缺钙的孕妈妈在日常饮食中需要适量食用牛奶、豆制品等含钙丰富的食物，同时注意适量摄入含维生素 D 的食物、多晒太阳、坚持户外运动，以促进机体对钙的吸收和利用。严重缺钙的孕妈妈需要在医生的指导下补充钙剂。

扫一扫，听音频

白天胎动不多，晚上却很频繁，正常吗？

马大夫答： 每个胎宝宝都是不同的，习惯也不同，只要有规律就行。白天感觉不到胎动，可能是因为忙着做其他事情，而到了晚上对胎动的感觉更明显一些。这是正常的，没问题。

B超检查胎宝宝偏小，这是什么原因？

马大夫答： 需要综合分析，比如孕周不准，胎盘功能不良，营养不良，合并内科、内分泌疾病，还有遗传因素等。建议请营养科评估一下饮食状况，隔2周复查，如果还是偏小就要考虑胎盘的问题。

孕中期睡觉时打鼾，有时还会憋醒，对胎儿会不会有影响呢？

马大夫答： 孕3月时，孕妈妈上呼吸道开始变窄并逐渐明显，加上妊娠中晚期膈肌上抬，胸壁重量增加，心肺负担加重，肺通气功能减弱，因而易出现打鼾。患妊娠高血压的孕妈妈上呼吸道更窄。所以孕期偶尔打呼噜多数是正常的，不必治疗，分娩后就好了。但是如果比较严重，甚至有憋醒的情况，建议最好到耳鼻喉科做检查，看是否有引起打鼾的疾病，再采取适当的治疗方法。因为各种原因引起的鼻部、眼部、喉部狭窄或堵塞、肥胖，都可以引起打鼾。如果伴随着血压升高和尿蛋白增多，就要警惕患妊娠高血压了。严重打鼾可能因为呼吸不顺畅，频发呼吸暂停，吸入体内的氧气不足，会使胎儿宫内缺氧、生长迟缓。睡前放松身心，保证睡眠质量，按时作息，选择舒适的枕头，多选择左侧卧，能帮助减轻打鼾。

PART 5

孕7个月

（孕25~28周）

第四次正式产检

第四次正式产检

扫一扫，听音频

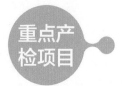

· **妊娠糖尿病筛查**

孕24~28周，要重点做一次妊娠糖尿病筛查，简称糖筛。糖筛是一项必做的检查，它能够检查出孕妈妈的血糖水平，如果发现异常，需要进行葡萄糖耐量试验，以确诊是否患有妊娠糖尿病。

基本检查项目

检查项目	检查目的	标准值
体重检查	超标或过低都不好	孕中期增加4千克
血压检查	是否患有妊娠高血压	110/70~120/80毫米汞柱
尿常规	了解肾脏情况	尿蛋白及酮体为阴性
血常规	检查有无贫血	血红蛋白110~160克/升
多普勒听胎心音	了解胎宝宝心跳情况	110~160次/分
测量宫高、腹围	了解胎宝宝生长情况	与孕周符合
胎位	检查有无胎位不正	正常应为头位

马大夫特别叮嘱

孕期患糖尿病的两种情况

孕妈妈患糖尿病有两种情况：一种是孕前患有糖尿病，孕后糖尿病加重；另一种是怀孕期间形成糖尿病，即"妊娠糖尿病"，在妊娠期间首次发生糖耐量异常的概率为1%~3%。具有糖尿病高危因素的孕妈妈，如有糖尿病家族史、有巨大儿分娩史、自身是乙型肝炎表面抗原携带者、年龄偏大、肥胖的孕妈妈，应防止摄入过量含糖较高及高脂、高蛋白的食物，控制体重增长速度，防止妊娠糖尿病的发生。

产检前看一下，省时省力一次过

扫一扫，听音频

糖筛需要空腹

孕妈妈去医院做糖筛检查，至少要空腹 8 小时，检查当天早晨不可以吃东西，也不可以饮水。

糖粉要全部溶于水中

孕妈妈在喝葡萄糖粉时，要充分搅拌，让糖粉全部溶于水中之后再饮用，避免洒出来，否则会影响检测的准确性。

糖筛的前三天应正常饮食

在准备做糖筛的前三天，孕妈妈要确保正常饮食，不可以人为地控制糖分的摄入，否则检查时无法反映出真实的结果。

糖筛高危要做糖耐量试验

如果孕妈妈做完糖筛结果显示高危，并不能说明就患有妊娠糖尿病，还需进行糖耐量试验以确诊。此外，糖筛结果正常的孕妈妈不必再做糖耐量试验，但也要注意控制增重速度，做到均衡饮食、规律运动。

马大夫特别叮嘱

上班族孕妈妈午餐控糖方案

自带午餐，注意粗细搭配

- 带 3 个盒子：一个盒子装主食，最好粗细搭配，如 2/3 份米饭加一小块蒸红薯；一个盒子装需要加热的菜肴，荤素比例 1:2，蔬菜尽量多装；一个盒子装水果或凉菜。主食中加点粗粮，不会让血糖飙升太快。
- 宜选择适合再次加热的、有控糖效果的蔬菜，如苦瓜、黄瓜、芹菜、番茄等。蔬菜头天晚上做好之后立刻分装，冷却后直接放入冰箱保存，不要装剩菜。
- 荤食宜选择少油的。如果菜里有油，宜先控油再装盒，从而控脂肪、稳血糖。

外卖盒饭

- 不要贪便宜，发现食材不新鲜、太油腻或太咸就换一家。孕妈妈和胎宝宝的健康才是第一位的。
- 可以选蔬菜多、肉类和米饭少的套餐。精米和脂肪摄入过多会让血糖骤升。

餐厅拼餐

- 蒸、炖、煮、凉拌都是减少油脂摄入的烹饪方法。所以，要多点凉菜和蒸煮炖菜，少点炒菜，不点油炸菜。

即使和妊娠糖尿病遇见，也别害怕

扫一扫，听音频

什么是妊娠糖尿病

妊娠糖尿病是指怀孕前未患糖尿病，而在怀孕时才出现高血糖的现象，发生率为10%～15%，患妊娠糖尿病的孕妈妈一般不会有明显的"三多"症状——多饮、多食、多尿，可能会有生殖系统念珠菌感染反复发作。

糖筛怎么做

做糖筛前，至少要空腹8小时，且检查当天不要吃早餐。糖筛的具体做法是：取200毫升水、50克葡萄糖粉，将葡萄糖粉对水饮用，在5分钟内饮用完毕，从开始喝第一口时计算时间，1小时后抽血查血糖，如果血糖值≥7.8毫摩/升（mmol/L），则为异常，需要进一步做葡萄糖耐量试验。

做糖耐量试验前需要空腹12小时，空腹抽血检验一次，然后在300毫升水中放入75克葡萄糖粉，5分钟内饮用完毕，在1小时后、2小时后分别抽血查血糖。空腹5.1毫摩/升、1小时后10毫摩/升、2小时后8.5毫摩/升

为正常值标准，如果检测结果中有一项或一项以上超过正常值标准，就可以诊断为妊娠糖尿病。

妊娠糖尿病的自我检测

孕妈妈如果担心自己患有妊娠糖尿病，可通过下面的内容进行自我检测。

1. 年龄在35周岁以上。

2. 患有慢性高血压，反复出现感染。

3. 肥胖，反复自然流产。

4. 妊娠期胎儿比孕周要大或者曾分娩过巨大儿。

5. 羊水过多。

6. 曾有过找不到原因的早产、死胎、死产、新生儿畸形史和死亡史。

7. 近亲中有糖尿病患者。

8. 患有多囊卵巢综合征。

9. 前次怀孕患妊娠糖尿病。

如果您符合其中的某一条，就要引起注意，需要尽早做好糖筛及产前其他各项检查。

饮食控制孕期血糖

饮食调整可帮助患有妊娠糖尿病的孕妈妈控制血糖水平。孕妈妈可以请医生或者营养师为自己制订符合个体情况的治疗方案，并针对妊娠不同时期进行调整。

1. 注意热量摄入。孕早期无须特别增加热量，孕中、晚期可在孕前所需热量的基础上，每天分别增加 300 千卡、450 千卡的热量。

2. 注意餐次分配。少食多餐，将每天应摄入的食物分成五六餐，特别应注意晚餐与隔天早餐的时间相距别过长，睡前要吃一些点心。每日的饮食总量要控制好。

3. 多摄入膳食纤维。在可摄取的分量范围内，多摄入高膳食纤维食物，如以糙米或五谷米饭取代白米饭，增加蔬菜的摄入量，多吃新鲜水果，不喝饮料等。需要注意，千万不要无限量地吃水果。

4. 饮食以清淡为主。控制植物油及动物脂肪的用量，尽量少用煎炸的烹调方式，多选用蒸、煮、炖等烹调方式。

5. 尽量避免饮用含麦芽糖、果糖、蔗糖等的含糖饮料。

6. 注重并适量摄入蛋、奶、鱼、豆制品等含蛋白质的食物。

7. 减少摄入动物皮、肥肉，以及油煎、油炸食物等。

糖尿病空腹、2小时血糖值

扫一扫，听音频

教你看懂葡萄糖耐量（OGTT）化验单

中国医学科学院 北京协和医学院	北京协和醫院		Glu(0h)+Glu(1h)+Glu(2h)
产科门诊		检验报告单　病案号	

姓　名		年　龄 39岁		性　别 女		I D 号	
科　别 产科门诊		诊　断 妊娠状态		样　本 血		样本号	20141226AUE029

英文	中文名称	结果	单位	参考范围
Glu0	葡萄糖[0小时]	4.2	mmol/L	
2 Glu1	葡萄糖[1小时]	8.8	mmol/L	
3 Glu2	葡萄糖[2小时]	9.2	mmol/L	

葡萄糖【0小时】（Glu0）
正常值 < 5.1 mmol/L。

葡萄糖【1小时】（Glu1）
正常值 < 10.0 mmol/L。

葡萄糖【2小时】（Glu2）
正常值 < 8.5 mmol/L。

葡萄糖耐量试验（OGTT）

葡萄糖耐量试验是检查人体糖代谢调节功能的一种方法。孕妈妈正常饮食3天后，禁食8~14小时，抽空腹血测空腹血糖，然后在5分钟内喝完含葡萄糖粉75克的300毫升糖水。从开始服糖水计时，服糖水后1小时、2小时分别抽取静脉血，检测血糖值。有任何一项指标超标，请自己去营养科挂号咨询，或及时就诊。

马大夫 特别叮嘱

确诊后，应配合医生进行治疗

诊断为妊娠糖尿病后，应按医嘱监测血糖，控制血糖。严密监测糖尿病孕妈妈的血压、心肝肾功能、视网膜病变及胎儿健康状况。密切监测胎儿大小及有无畸形，定期查胎心。胎儿如有危险信号出现，应立即住院治疗。

高危产妇需做 B 超检查胎盘

扫一扫，听音频

B 超检查是否为前置胎盘

如果孕妈妈有反复阴道流血，需要进行 B 超检查，看看是否为前置胎盘。

前置胎盘是一种严重的妊娠并发症，它的主要症状是孕妈妈有无诱因、无痛性的反复阴道流血。用 B 超进行胎盘定位的准确率在 95% 以上，它可以清楚地看到子宫壁、胎盘、胎先露部及宫颈的位置，还可依据宫颈内口与胎盘边缘的关系，帮助诊断出前置胎盘的类型。

妊娠周数是用 B 超诊断前置胎盘时必须考虑在内的一个因素。孕中期，胎盘占宫腔 1/2 的面积，胎盘覆盖或靠近宫颈内口的可能性大；孕晚期，胎盘只占宫腔面积约 1/3，且会跟随子宫上移，从而变为正常位置胎盘。所以，如果孕中期孕妈妈通过 B 超检查发现胎盘位置较低，可定期去医院复查，如果到妊娠 28 周后，胎盘位置仍然没有改变，继续观察，至妊娠 36 周时，可做前置胎盘的诊断。

马大夫 特别叮嘱

B 超检查也有助于诊断胎盘剥离

孕 28~34 周，孕妈妈做 B 超检查有时可以看到胎盘的脐带入口，可能发现脐带入口靠近胎盘边缘，考虑胎盘开位异常，这种情况绝大多数是不影响胎儿发育和顺产的，所以只要定期监测胎儿生长情况，进行胎心监护即可。

宝石妈 经验谈

早期B超检查显示胎盘靠前，没关系

记得孕早期时，我去医院做B超检查，大夫说我的胎盘有点靠前，我当时非常担心，但是大夫说我现在是孕早期，胎盘靠前没有什么关系，等到孕中期，胎盘位置会有所变动，它会随着子宫的不断增长而上升。大夫还嘱咐我在孕28周以后检查胎盘的位置，尤其是在胎盘位置还没有升高的时候，一定要避免做剧烈运动，还要减少房事的频率，小心行事。

B 超各项数值分析

英文名称	中文名称	定义	意义
CRL	头臀长	胎儿头部到臀部的长度	孕 12 周之前，测量后可预测胎龄、核对孕周
CS	妊娠囊	受精卵发育的早期阶段，在超声上是小团形状	妊娠囊的位置、大小、形态，可帮助核对孕周、了解胎儿发育状况，确定是否有流产可能
BPD	双顶径	胎儿头部左右两侧之间最宽部位的长度	孕早期能预测胎龄，孕中期可推断胎儿体重、判断胎儿是否过大，是判断胎儿能否顺利经阴道分娩的客观指标
FL	股骨长径	胎儿大腿骨的长度，正常值与相应怀孕月份的 BPD 值相差 2~3 厘米	孕 20 周后，是检查胎儿发育状况的指标，也可作为预测胎儿大小的指标
AFI	羊水指数	孕妈妈平卧，以脐横线与腹白线为基准，将腹部分为 4 个区域，将 4 个区域的羊水最大暗区垂直深度相加而得	孕晚期，羊水指数的正常值在 8~18 厘米，小于此范围的属于羊水过少，超过此范围的属于羊水过多
S/D	脐动脉收缩压 / 舒张压	胎儿脐动脉收缩压与舒张压的比值	与胎儿供血相关。在正常妊娠情况下，随着孕周的增加，S（脐动脉血流收缩期最大血流速度）下降、D（脐动脉血流舒张期末期血流速度）升高，使 S/D 下降，到了快足月妊娠时 S/D 小于 3
AC	腹围	胎儿腹部一周的长度	检查胎儿发育，推算胎儿体重，与孕妈妈营养状态相关
HC	头围	胎儿头部一周的长度	检查胎儿发育，与遗传因素相关性更大

检测人体成分

扫一扫，听音频

什么是人体成分

人体的化学组成成分主要有水、脂肪、蛋白质、矿物质四种，这四种成分简称人体成分。它们共同构成了机体的各种组织、器官和系统，并具有不同的结构和功能。

测量人体成分的方法——生物电阻抗法

现在人体成分的测量方法有许多种，其中生物电阻抗法以其方便、快捷、准确率高、无侵害性等优点，已成为现在最广为使用的方法。

目的： 测量去脂体重、体脂肪、细胞内液和细胞外液等多项指标。

原理： 生物电阻抗法是将人体作为一个导体，利用人体的去脂组织与脂肪组织的导电性差异，及不同人体成分在不同频率的生物电流下的电阻不同的特性，对人体施加不同频率的微弱电流来测量人体成分。

安全性： 生物电阻抗法所使用的电流不足 1 毫安，远小于人体可以承受的电流值，因此生物电阻抗法是绝对安全的。

优点： 操作简便、安全性好、非入侵，结果准确性较高。

注意事项： ① 受检者不能佩戴钥匙、手表等金属制品，并确定体内无植入式金属及电子设备；② 受检者测量前不能进行体育活动或体力劳动；③ 确保受检者测量前 2 小时未进食、未大量饮水；④ 测量前要排空大小便。

人体成分检测对孕妈妈的意义

妊娠期是女性一生中人体成分改变最大的时期，孕妈妈体重的增加不仅仅是胎儿部分重量的增加，更是母体人体成分和组织的增加，如血液、组织液、子宫、乳房及体脂肪等。大量研究表明，母体人体成分的改变与妊娠的发展情况及结局关系密切。

体脂肪： 对于备孕和正在怀孕的人群，体脂肪是一个非常重要的指标。体脂肪的超标不仅会增加不孕的风险，还会增加孕期患多种疾病的概率。对于BMI正常的女性来说，脂肪在整个孕期的增量为3~4千克，孕10~30周增长较快。孕期体脂肪增加过多会增加患妊娠糖尿病等疾病的风险，妊娠糖尿病又会增加日后患2型糖尿病的风险。但孕期体脂肪增加过少不利于胎儿的生长发育。乳汁是新生儿生长发育所需要的热量与营养素的重要来源，母体的体脂肪过少会影响乳汁的分泌，从而影响新生儿的生长发育。母体的体脂肪含量与新生儿的大小无明显关系，胖妈妈所生的宝宝不一定就是胖宝宝。

去脂体重： 母体的去脂体重与新生儿体重具有密切关系。去脂体重较重的母亲所产出的新生儿的体重也较重，这会增加巨大儿和难产的风险。

细胞内、外液与总体水： 孕妈妈在孕期容易发生水肿，水肿情况可以通过细胞外液与总体水的比值进行判断。

矿物质： 孕妈妈在怀孕期间容易缺乏钙等矿物质。钙等矿物质的缺乏不仅会导致母体的骨质疏松，还会影响胎儿的牙齿和骨骼的生长发育。通过对体内矿物质含量的检测，可以判断孕妈妈体内的矿物质水平。因此，人体成分检测对女性备孕和孕期健康具有重要的指导意义。

陪检时，准爸爸该做什么

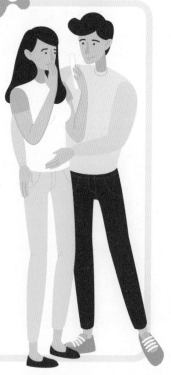

提前了解分娩课内容

分娩课包括孕产课和育儿课，有的孕妈妈在怀孕2个月左右开始上，也有的在怀孕6个月左右才开始上。正规的分娩课都有课程安排，大部分会上6~12周，有的课程会选择不同时间重复安排，准爸爸可以提前咨询分娩课内容，帮助孕妈妈协调好上课时间，也可以陪伴孕妈妈一同去听分娩课。

陪孕妈妈一起候诊

孕期产检，无论是挂号、取药还是就诊，都需要排队等候，准爸爸陪伴孕妈妈不仅可以使孕妈妈更安心，也能帮助孕妈妈缓解紧张情绪。条件允许的话，也可以陪伴孕妈妈一同进诊室，更清楚地了解孕妈妈的身体状况与胎宝宝的发育情况。

"协和"孕妇课 1：
孕中期容易出现贫血

扫一扫，听音频

孕妈妈血容量增加，导致贫血

怀孕期间的女性血容量能增加1300毫升左右，但增加的主要是血浆，能携带、运送氧气的红细胞并不能按照相同的比例增加。血浆增加量甚至达到红细胞增加量的3倍多，也就是说血浆被稀释了，红细胞明显不足，导致贫血。而铁是构成红细胞的主要成分，所以对铁的需求量很大。

多吃含铁丰富的食物

孕妈妈在备孕时以及整个孕期，应注意多吃瘦肉及猪血、鸭血等含铁量较高的食物。鸡肝、猪肝等动物肝脏富含矿物质，一周可吃2次。另外，主食要多吃面食，因为面食容易消化吸收，且含铁量比大米要高。

孕中晚期多吃高蛋白食物

孕中晚期胎儿发育增快，孕妈妈要适当多吃高蛋白食物，比如牛奶、鱼类、蛋类、瘦肉、豆类等，这些食物对防治贫血有良好效果。但要注意荤素结合，以免过食油腻食物伤及脾胃。

在医生的指导下服用补铁剂

对某些孕妈妈来说，孕期单单从饮食中摄取铁质，有时还不能满足身体的需要，出现明显缺铁性贫血的孕妈妈，可在医生的指导下摄入胃肠容易接受和吸收的铁剂。

红豆妈 经验谈

医生开的补铁剂 一定要按时吃

贫血的孕妈妈要在医生的指导下补充适量的铁剂，不能自己在家随便增加用量，虽然说过量不会造成严重的危害，但是容易引起便秘，还是"谨遵医嘱"更靠谱。

"协和"孕妇课 2：规律的胎动是胎儿向孕妈妈报平安

扫一扫，听音频

胎儿的四种运动形式

运动种类	运动特点	孕妈妈的反应
单纯运动	纯粹是某一肢体的运动	大多数孕妈妈能够感觉到
翻滚运动	胎宝宝的全身性运动	孕妈妈可明显感觉到
高频运动	胎儿胸部或腹部的突然运动，类似于新生儿打嗝	孕妈妈可以感觉到规律的胎动，多在孕晚期
呼吸样运动	胎儿胸壁、膈肌类似呼吸的运动	孕妈妈察觉不到此类胎动

监测胎动的方法

从孕7个月开始至临产前，孕妈妈每天在相对固定的一段时间，如8~9点、13~14点、20~21点，各观察1小时，将3个小时的胎动总数乘以4，即是12小时的胎动数。如果每日计数3次有困难，可以每天临睡前1小时计数1次。将每日的数字记录下来，制成曲线图。在记录胎动时，孕妈妈宜在安静的环境中采用左侧卧位，集中注意力地进行。

测定结果判断

正常胎动数12小时内为30次以上，若低于20次，或1小时内胎动小于3次，往往就表示胎儿宫内缺氧；如果在一段时间内感觉胎动超过正常次数，动得特别频繁，也是胎儿宫内缺氧的表现，应立即去医院检查。

胎动异常需注意，或许是胎宝宝发出的"求救信号"

发热时，胎动突然减少

一般来说，如果孕妈妈有轻微的发热症状，因有羊水的缓冲作用，胎儿并不会受到太大的影响。

值得注意的是引起孕妈妈发热的原因。如果是一般性的感冒引起的发热，对胎儿不会有太大的影响；如果是感染性的疾病或流感引起的发热，尤其对于接近预产期的孕妈妈来说，对胎儿的影响较大。

孕妈妈的体温如果持续过高，超过38℃，会使胎盘、子宫的血流量减少，胎宝宝也就变得安静许多。所以，为胎宝宝健康着想，孕妈妈需要尽快去医院就诊。

"协和"医生的建议

1. 怀孕期间，要注意休息，特别要避免感冒。
2. 有流行性疾病发生时，要避免去人多的地方。
3. 每天保持室内的空气流通和新鲜。
4. 多喝水，多吃新鲜的蔬果。

外伤后，胎动突然加快

一般来说，胎儿在孕妈妈的子宫里有羊水的保护，可减轻外力的撞击，在孕妈妈不慎受到轻微撞击时，不至于受到伤害。

但孕妈妈受到严重的外力撞击时，就会引起剧烈的胎动，甚至造成流产、早产等情况。此外，如果孕妈妈有头部外伤、骨折、大量出血等状况出现，也会造成胎动异常。

"协和"医生的建议

1. 少去人多的地方，以免被撞到。
2. 减少有风险的运动。

胎动突然加剧随后很快停止运动

这种情况多发生在孕中期以后，有高血压、严重外伤或短时间子宫内压力减少的孕妈妈多容易出现此状况。主要的不适症状有阴道出血、腹痛、子宫收缩、严重休克。

孕妈妈一旦出现上述不适，胎儿也会随之做出反应：胎儿会因为突然缺氧，出现短暂的剧烈运动，随后又很快停止。要尽早去医院检查。

"协和"医生的建议

1. 有高血压的孕妈妈，要定时去医院做检查，并依据医生的建议安排日常的生活起居。
2. 避免外力冲撞和刺激。
3. 保持良好的心态，放松心情，减轻精神紧张度。

腹股沟疼痛怎么办？

马大夫答： 连接子宫和骨盆的韧带松弛会使孕妈妈感到腹股沟疼痛，尤其是当孕妈妈打喷嚏、大笑或者咳嗽时，疼痛的感觉会加重。孕妈妈可以在疼痛时改变姿势，症状便可缓解。孕妈妈平常要注意多休息，避免过度劳累，日常饮食营养要均衡，如此能够缓解疼痛。

头疼怎么办？

马大夫答： 怀孕时，孕妈妈的血压、体内激素分泌量都会发生不同的变化，有时孕妈妈会感到眩晕和头痛，不可轻视。如果是孕早期，保证充足的睡眠可减轻头痛；若孕5个月以后，头痛逐渐加重，且伴有耳鸣、心悸、眼花、四肢水肿或高血压，需怀疑是否为妊娠高血压综合征。

脐带绕颈会不会勒坏胎宝宝？

马大夫答： 胎儿脐带绕颈的发生率为20%~25%，如果脐带绕颈松弛、对脐带血循环没有造成影响，就不会给胎儿带来危害；在生产过程中，胎头下降，会使脐带绕颈过紧，脐血管受压，可使胎儿颈动脉受压。胎心监护会有所体现，可以间接反映胎儿是否缺氧，能否耐受分娩。也存在有的胎儿脐带绕颈2圈或3圈，但是出生后很健康的情况。

PART 6

孕 8 个月

（孕 29~32 周）

第五次正式产检

第五次正式产检

扫一扫，听音频

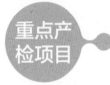

重点产检项目

- **妊娠高血压综合征筛查**

妊娠高血压在所有孕妈妈中的发生率为5%左右，它就是以往说的妊娠中毒症，表现为高血压、蛋白尿、水肿等，容易造成胎盘早期剥离、子痫、脑出血、产后血液循环障碍，并造成胎儿早产、新生儿疾病等，所以孕妈妈必须重视妊娠高血压。

马大夫特别叮嘱

孕8~9月，每2周产检一次

从29周开始，孕妈妈就进入了孕晚期，这时的产检开始变得频繁起来。孕29~36周，每2周产检一次，时间通常在孕30、32、34、36周。孕36周后每周产检一次，时间通常在37、38、39、40周。

产检的基本项目没有明显的变化，此时医生会更加关注孕妈妈妊娠糖尿病、妊娠高血压情况，以及肾脏功能是否正常，如果出现阴道出血、疼痛、破水、胎动减少、发热等，请立即到医院来。

基本检查项目

检查项目	检查目的	标准值
体重检查	超标或过低都不好	孕晚期增加6千克
血压检查	是否患有妊娠高血压	110/70~120/80毫米汞柱
尿常规	了解肾脏情况	尿蛋白及酮体为阴性
血常规	检查有无贫血	血红蛋白110~160克/升
多普勒听胎心音	了解胎宝宝心跳情况	110~160次/分
测量宫高、腹围	了解胎宝宝生长情况	与孕周符合
胎位	检查有无胎位不正	正常应为头位

产检前看一下，
省时省力一次过

扫一扫，听音频

水肿检查

随着孕周的逐渐增大，孕妈妈的身体负担跟着加重，与此同时，一些不适症状也悄然而至，大部分孕妈妈会出现水肿。做好水肿检查，能帮助孕妈妈尽早发现妊娠高血压综合征，及早诊治。水肿检查，指压时下肢不凹陷且血压不偏高为正常。

安静下来再测量血压

孕妈妈在医院挂号处、缴费处及不同的诊室之间来回走动，这种情况下去测血压，可能测出来的结果会异常。孕妈妈可以先休息15分钟左右，让自己安静一会儿再测量血压。

空腹不宜做心电图检查

在做心电图检查之前，孕妈妈可以吃点东西之后再查。如果空腹做心电图检查，容易出现低血糖，从而使心跳加速，无法反映真实结果。

刚结束运动也不宜做心电图检查

刚结束运动，心跳会加快，孕妈妈可以先休息一会儿，等到心跳节奏稳定下来，再去做心电图检查。

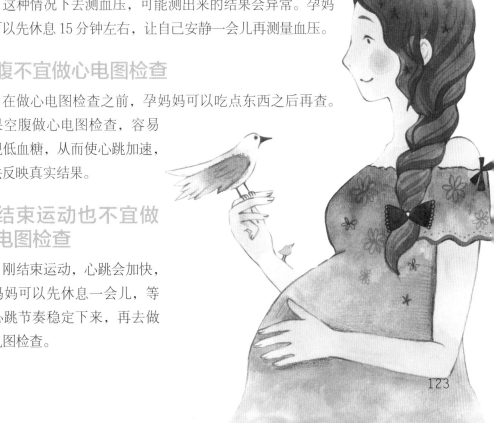

做好水肿检查，
预防妊娠高血压

扫一扫，听音频

水肿检查通常采用哪些方法

水肿检查，医生一般采用指压法，若水肿严重，还会采用其他方法来检查。如果水肿不消退，医生会给孕妈妈定期测量血压，防止妊娠高血压的出现。

水肿检查具体方法是这样的

- 医生用手指按压孕妈妈的腿部，若指压时出现明显凹陷，恢复缓慢，就表示有水肿情况。休息一会儿之后，水肿并未消退，孕妈妈就需要测量血压。
- 水肿严重，医生还会通过如下方法来检查：24 小时尿蛋白定量、血常规、血沉、血浆白蛋白、血尿素氮、肌酐、肝功能、眼底检查、肾脏 B 超、心电图、心功能测定。具体需要做哪项检查，医生会根据孕妈妈的身体情况来选择，孕妈妈不用太担心。

孕期水肿不容忽视

造成水肿的一个原因是胎儿发育、子宫增大有可能会压迫到静脉，使血液回流受阻，孕妈妈的下肢会出现水肿；另一个原因是它是孕期全身疾病的一种表现，也可能是妊娠高血压引起的，这种水肿即使卧床休息也无法消退，需要孕妈妈足够重视。

预防和减轻水肿的方法

充足的休息以及适当的饮食调养能够帮助孕妈妈预防和减轻妊娠水肿。孕妈妈应该适量吃些西瓜、薏米、茄子等利尿消肿的食物，不吃难消化、易胀气的食物。孕妈妈平时可穿弹性袜、宽松的拖鞋，睡觉时将双脚抬高，并以左侧位来预防水肿。上班族孕妈妈可将脚放在搁脚凳上，这样可缓解足部压力，也能预防并减轻水肿。

妊高征是孕妈妈需要预防的

扫一扫，听音频

什么是妊娠高血压综合征

孕 20 周以后，尤其是孕 32 周以后是妊娠高血压综合征（简称妊高征）的多发期。妊高征即以往所说的妊娠中毒症，在所有孕妈妈中的发生率约为 5%，其表现为高血压、蛋白尿、水肿等。

妊高征对孕妈妈和胎宝宝的影响

妊高征对孕妈妈的影响：容易造成胎盘早剥、子痫、凝血功能障碍、脑出血、心力衰竭、肾衰竭及产后血液循环障碍等。

妊高征对胎宝宝的影响：容易出现早产、新生儿窒息以及其他新生儿疾病。

预防血压升高的方法

注意休息：正常作息、睡眠充足、保持心情愉快，对预防妊娠高血压有着重要作用。

注意血压和体重变化：平时注意血压和体重的变化。可每日测量血压并做记录，如有不正常情况，应及时就医。

均衡营养：不要吃太咸、太油腻的食物；孕期补充钙和维生素，多吃新鲜蔬果，适量进食鱼、肉、蛋等高蛋白、高钾低钠食物。

坚持体育锻炼：散步、打太极拳、练孕妇瑜伽等可使全身肌肉放松，促进血压下降。

马大夫 特别叮嘱

易患妊娠高血压的孕妈妈

存在下面这些情况的孕妈妈更容易患妊娠高血压：

- 肥胖者。
- 初产孕妈妈。
- 营养不良，尤其是伴有严重贫血者。
- 患有原发性高血压、糖尿病、慢性肾炎、自身免疫病合并妊娠者。
- 有先兆子痫家族史及先兆子痫病史者。
- 羊水过多、双胎孕妈妈。

子痫前期是严重的妊高征

扫一扫，听音频

Elecsys® sFlt-1/PlGF 双联定量检测可准确预测先兆子痫

先兆子痫的发生与sFlt-1（可溶性fms样酪氨酸激酶-1）异常升高和PlGF（胎盘生长因子）异常降低有关。通过sFlt-1/PlGF比值，可以预测先兆子痫高危人群（早发型或晚发型），明确诊断先兆子痫，预测孕妈妈会发生的不良妊娠结果。

Elecsys® sFlt-1/PlGF 短期预测，诊断先兆子痫的参考值如下表所示。

早发型先兆子痫【孕周:（20 周 +0 天）~（33 周 +6 天）】

sFlt-1/PlGF 比值	临床意义	性能参数
≥ 85	诊断孕妈妈为先兆子痫	特异性99.5%，敏感性88.0%
≥ 38 且 < 85	孕妈妈在检测后的 4 周内会发生先兆子痫	特异性83.1%
< 38	孕妈妈在检测后的 1 周内不会发生先兆子痫	NPV 99.1%

晚发型先兆子痫（孕周: 34 周 ~ 分娩）

sFlt-1/PlGF 比值	临床意义	性能参数
≥ 110	诊断孕妈妈为先兆子痫	特异性99.5%，敏感性58.2%
≥ 38 且 < 110	孕妈妈在检测后的 4 周内会发生先兆子痫	特异性83.1%
< 38	孕妈妈在检测后的 1 周内不会发生先兆子痫	NPV 99.1%

注：Elecsys：罗氏诊断，一种诊断方法；NPV: 阴性预测值（Negative predictive value）。

先兆子痫对孕妈妈和胎宝宝的影响

先兆子痫对孕妈妈的影响包括出血、血栓栓塞（DIC 等）、失明、抽搐、肝功能衰竭、肺水肿、远期的心脑血管疾病、死亡；对胎宝宝的影响包括早产、出生体重偏低（低体重儿）、生长迟缓、肾脏损伤、肾衰竭、胎死宫内。

如出现先兆子痫，应立即入院治疗

先兆子痫是以高血压和蛋白尿为主要临床表现的一种严重妊娠高血压并发症。孕 20 周后，在常规检查中发现蛋白尿、血压高、体重异常增加，且脚踝部开始水肿，休息后水肿也没有消退等情况，同时在这些妊高征症状的基础上伴有头晕、头痛、眼花、胸闷、恶心甚至呕吐及随时都有可能出现的抽搐，这就是先兆子痫。

孕妈妈发现先兆子痫应立即去医院进行血液、肝肾功能、尿液、眼底、心电图、胎心监护及其他检查，立即采取相应的治疗措施，以防止先兆子痫发展为孕晚期子痫。

预防先兆子痫要注意饮食和孕期保健

1.营养合理。孕妈妈饮食宜清淡、忌高盐，多吃一些高蛋白、低脂肪且能益气补肾、利尿的食物，如鲫鱼、甲鱼、鲤鱼、黄瓜、红豆、冬瓜等。

2.劳逸结合。孕妈妈要保证充足的睡眠、保持稳定情绪，不可因工作或者家务而过度劳累。每天还要适量运动，每天保证有 30 分钟左右的散步时间。睡觉时宜采用左侧位，这样对肾、子宫血液循环有益。

3.注重孕期保健。孕妈妈要定期做产前检查，存在以下情况，需要格外注意孕期保健：①有直系家属患子痫；②孕妈妈属于高龄产妇；③孕妈妈患有心血管病、肾病或自身免疫病；④孕妈妈羊水过多或怀双胎；⑤孕妈妈曾患先兆子痫。

四款汤饮辅助治疗先兆子痫

1.淡豆浆：孕妈妈可在早餐时经常饮用淡豆浆。

2.黄豆芽汤：取黄豆芽 250 克，洗净放入冷水锅内，煮 3 小时后饮用。

3.向日葵叶芹菜汤：取鲜芹菜 200 克，向日葵叶 30 克，用水煎服，每日一次。

4.钩藤茶：取钩藤 30 克，开水冲泡后饮用，每日一次。

"协和"孕妇课：
提前准备好待产包

扫一扫，听音频

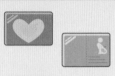

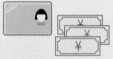
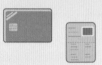

入院时需要携带的物品

　　提前准备好放在家里，去医院的时候拿了就可以走。万一产妇紧急入院，可以委托家人去取。

- 门诊卡（有的医院是需要的，如果有就带上）。
- 围产卡或病历、历次产检报告单（有的医院要求存放在医院统一保管）。
- 夫妻身份证复印件。
- 现金 500 元，防止有急用。
- 银联卡一张（也可使用其他支付手段），至少要准备 3000 元钱，住院需要押金。
- 纸、笔、带秒表的手表，用来记录宫缩时间、强度。

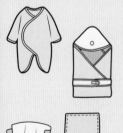
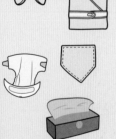

住院时宝宝需要的物品

- 宝宝和尚服 1~2 件。
- 包被 1 条。
- 柔湿巾 1 包。
- 喂奶巾 3 条。
- 一次性纸尿布（片）2 包。

注：孕妈妈可以提前打听下医院是否统一购买宝宝的物品，如需统一购买，则不用准备。如果没有，需要自己提前准备好。

住院时新妈妈需要的物品

　　准备时，最好能向在同一家医院分娩的新妈妈打听，列出清单，方便整理。准备待产包物品并非多多益善，要合理规划，避免浪费。

用的

- 产妇专用卫生巾，大、中码各 1 包。
- 抽取式面巾纸 2 包，抽取式湿纸巾 1 包。
- 毛巾、软毛牙刷、按摩梳子、自己的盆、宝宝的盆。
- 带后帮的拖鞋 1 双。
- 纱布手帕 5～10 条。
- 产妇帽。
- 杯子 1 个。
- 吸奶器。
- 吸管。
- 一次性马桶垫若干（防止产褥期抵抗力过低引起感染）。
- 护肤品。
- 收腹带。
- 乳头保护罩。

吃的

- 巧克力。
- 果汁。

穿的

- 哺乳衣 2 件、哺乳文胸 2 件。
- 前面开口的棉质衣服 2 套。
- 产褥裤 2 条。
- 棉袜 2 双。
- 一次性防溢乳垫 1～2 包。

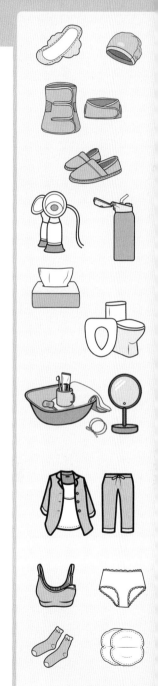

扫一扫，听音频

诊断为妊娠高血压综合征，应怎样调养？

马大夫答： 孕晚期患有妊娠高血压综合征的孕妈妈，最好住院观察胎儿的情况。睡觉时，孕妈妈可采取左侧位，这样能减轻子宫对腹主动脉、下腔静脉的压力，增加子宫胎盘供血量。孕妈妈要注意营养均衡，可在医生的指导下补充多种维生素、钙剂、铁剂等；控制钠盐的摄入量，每天食盐摄入量控制在3~5克；多吃高蛋白、低碳水化合物、低脂肪、高钾的食物。

胎儿宫内生长受限怎么办？

马大夫答： 胎儿宫内生长受限，是指孕晚期孕妈妈连续2周以上无体重增加或者经B超检查发现胎儿发育情况与孕周不相符合的现象。造成胎儿宫内生长受限的原因很多，如孕妈妈营养不良、孕妈妈患有某种疾病、胎盘因素、胎儿染色体异常或者畸形等，需要在医生帮助下根据不同的情况采取措施。

如何在早期发现先兆子痫？

马大夫答： 孕晚期严重高血压会导致先兆子痫。先兆子痫的发病无任何预兆，当血压升高至危险水平，造成子痫发作，对母胎有致命威胁。因此，孕妈妈要重视每次的产检，尤其是每次做完尿检，要仔细查看尿检报告上自己的尿蛋白是否偏高，此外，还需随时监测自己的血压是否正常，发现问题应及时就医。

检查出胎位不正该怎么办？

马大夫答： 如果产检发现胎位不正，孕妈妈不用过分担心，可多做一些胸膝卧式的练习，这种练习可以早晨起床后或者晚上睡觉前做，具体操作详见本书第147页。这种练习能借助重心变化帮助纠正胎儿方位。孕妈妈平常可以多散步，进行轻微的揉腹、转腰等活动。

PART 7

孕9个月（一）

（孕 33~34 周）

第六次正式产检

第六次正式产检

扫一扫，听音频

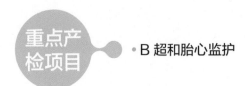

重点产检项目 · **B 超和胎心监护**

孕 33 周左右，要重点做一次 B 超和胎心监护。通过 B 超观察胎儿大小、羊水多少、胎盘功能等，通过动态监护观察胎儿的活动情况。

基本检查项目

检查项目	检查目的	标准值
体重检查	超标或过低都不好	孕晚期增加 6 千克
血压检查	是否患有妊娠高血压	110/70~120/80 毫米汞柱
尿常规	了解肾脏情况	尿蛋白及酮体为阴性
血常规	检查有无贫血	血红蛋白 110~160 克/升
多普勒听胎心音	了解胎宝宝心跳情况	110~160 次/分
测量宫高、腹围	了解胎宝宝生长情况	与孕周符合
胎位	检查有无胎位不正	正常应为头位
水肿检查	防止妊娠高血压综合征	指压时下肢不凹陷且血压不偏高为正常

产检前看一下，省时省力一次过

扫一扫，听音频

胎动异常，警惕脐带打结

如果脐带打结，胎动就会急促，经过一段时间又会突然停止，出现这样的异常胎动情况，孕妈妈应立即去医院进行胎心监护检查。

检查胎位时要放松

检查胎位时，孕妈妈要放松，否则会影响医生的判断。

胎心监护前 30 分钟吃点甜食

做胎心监护检查前的 30 分钟，孕妈妈可以吃点甜食，这样胎宝宝会容易动；如果没带甜食，胎宝宝又睡着了，孕妈妈可以轻微抚摸腹部或者轻微晃动腹部，这样能唤醒胎宝宝。

胎心监护时选好姿势

做胎心监护时，孕妈妈应避免平躺，最好选择一个自己感觉比较舒服的姿势进行监护，比如半卧位或侧躺位。

听胎心前不要服用药物

听胎心前最好不要服用药物，因为有的药物会造成母胎心率变快，对检查不利。

血钙检查不是每个人都要做

孕妈妈没必要都做血钙检查，血钙指标不反映骨头是否缺钙。如果出现腿脚抽筋且诊断为缺钙引起的，需要在营养科医生的指导下进行饮食调理，同时加强运动，多晒太阳。

马大夫特别叮嘱

胎心监护每次最少20分钟

孕 34 周后，孕妈妈到医院产检的时候就要开始做胎心监护了。胎心监护每次最少 20 分钟，记录胎宝宝的活动情况，主要为了观察胎宝宝的状况是否正常。孕妈妈一定要有耐心，不能过于着急。检查如发现胎宝宝的活动不明显或很少，可能胎宝宝正处于休息状态，但也有可能是胎宝宝出现了异常情况，产检的医生会根据实际情况进行判断，并对孕妈妈采取相应措施。在即将生产的阶段，胎心监护也能测出孕妈妈是否处于阵痛阶段。

B 超检查评估胎儿有多大

扫一扫，听音频

B 超检查

在孕 33～34 周，医生会再给你做一次 B 超检查。这次的 B 超检查结果主要用于评估胎儿有多大，观察羊水多少和胎盘功能，以及胎宝宝有没有出现脐带绕颈。如果有羊水过少、胎儿发育迟缓现象，需结合临床再考虑是否继续妊娠。此外，胎宝宝的胎位也是能否顺利分娩的重要指标。

常见的胎位类型

顶先露的六种胎位
- 左枕前（LOA）
- 左枕横（LOT）
- 左枕后（LOP）
- 右枕前（ROA）
- 右枕横（ROT）
- 右枕后（ROP）

面先露的六种胎位
- 左颏前（LMA）
- 左颏横（LMT）
- 左颏后（LMP）
- 右颏前（RMA）
- 右颏横（RMT）
- 右颏后（RMP）

臀先露的六种胎位
- 左骶前（LSA）
- 左骶横（LST）
- 左骶后（LSP）
- 右骶前（RSA）
- 右骶横（RST）
- 右骶后（RSP）

肩先露的四种胎位
- 左肩前（LScA）
- 左肩后（LScP）
- 右肩前（RScA）
- 右肩后（RScP）

胎心监护

扫一扫，听音频

了解胎心监护

在孕 34 周后，孕妈妈每周去医院产检时，都要进行胎心监护，通过动态监测胎儿 20 分钟内的活动情况，以了解胎心、胎动及宫缩的状态。如果 20 分钟内胎动次数超过 3 次，每次胎动时胎心加速超过 15 次 / 分，并且没有太频繁的宫缩出现，那么就是正常的，说明胎宝宝在子宫内非常健康。

马大夫特别叮嘱

教你看懂胎心监护中的NST

NST 就是无刺激胎心监护，它包括 NST（＋）、NST（－）、NST（±）三种情况。

- NST（＋）：指反应型，表示胎儿在子宫内非常健康。
- NST（－）：指无反应型，表示胎儿可能存在异常。
- NST（±）：指混合型，是介于反应型和无反应型之间，需要重新监护。

怎么做胎心监护

胎心监护是通过绑在孕妈妈身上的两个探头进行的，一个绑在子宫顶端，是压力感受器，了解有无宫缩及宫缩的强度；另一个放置在胎儿的胸部或背部，进行胎心的测量。仪器屏幕上有胎心和宫缩的相应图形显示，孕妈妈可以清楚地看到胎宝宝的心跳。另外还有一个按钮，当孕妈妈感觉到胎动时，可以按压此按钮，机器会自动将胎动记录下来。胎心监护仪将胎心的每个心动周期计算出来的心跳数，依次描记在图纸上以显示胎心基线变化。在一定范围内，胎心基线变化表示胎心中枢自主神经调节和心脏传导功能建立，胎心有一定的储备力。

胎心过快或过慢都要让医生及时处理

胎心过快或过慢不都是有问题，医生会根据一段胎心监护的图纸进行判断。如果出现异常情况，医生会及时进行下一步的处理：或复查胎盘，或做 B 超，或让孕妈妈入院。

读懂胎心图

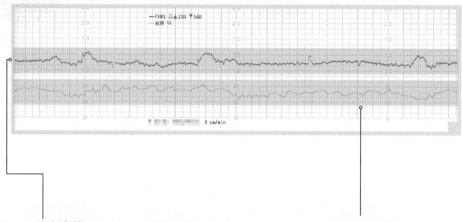

胎心率线

胎心监护仪上主要有两条线，上面一条线表示胎心率，正常情况下波动在 110~160 次 / 分，一般表现为基础心率线，多为一条波形曲线，出现胎动时胎心率会上升，出现一个向上凸起的曲线，胎动结束后会慢慢下降。胎动计数 > 30 次 /12 小时为正常，胎动计数 < 10 次 /12 小时提示胎儿缺氧。

宫内压力线

下面一条线表示宫内压力，在宫缩时会增高。

胎心监护怎样一次就过

很多孕妈妈做胎心监护时都不是一次通过的，其实大多数时候胎宝宝并没有异常，只是睡着了而已。所以，孕妈妈在做检查前就要把胎宝宝叫醒。

如果胎心监护结果不是令人非常满意，那么监护会持续地做下去，做 40 分钟或 1 小时也是可能的，孕妈妈不要过于焦虑。

做胎心监护时，整个过程至少需要 20 分钟。很多孕妈妈需要排队做，明明排队的时候胎宝宝还动得很欢，孕妈妈暗自庆幸，这一次准能过了，结果真正做监护时，小家伙反而安静了。有的孕妈妈会因此心烦意乱、心生埋怨，这些坏情绪胎宝宝都是可以感知的。换种想法，胎宝宝是在跟妈妈玩游戏，多做一次胎心监护也没什么大不了的。

"协和"孕妇课：
密切注意临产征兆

扫一扫，听音频

不规则宫缩

为分娩做准备，子宫会频繁不规则地收缩，常在夜间发作，白天好转，站立活动后多发，休息后好转。孕妈妈常常会因此感到腰酸和腹胀，也有人会觉得肚子发硬。

胎位固定

临产前，由于胎宝宝的头部已经下降到了骨盆里，胎位已经固定，随时准备降生，所以孕妈妈就会觉得他安静了许多。这是正常现象，孕妈妈不必担心。

阵痛

临近分娩，子宫开始收缩，把胎宝宝往产道方向挤压，这样孕妈妈就会感觉到阵痛。如果孕妈妈感觉到宫缩，可以先监测一下宫缩的间隔时间。如果没有规律或是有规律但间隔很长，那么离分娩还有一段时间，可以在家休息。等阵痛达到至少 10 分钟一次的时候再入院待产。在家休息时不用一直卧床，也可以下床走动。只要不做剧烈和使用腹肌的运动就不会有什么问题。

见红

在分娩前 24~48 小时，因宫颈内口扩张导致附近的胎膜与该处的子宫壁分离，毛细血管破裂经阴道排出少量血液，与宫颈管内的黏液相混排出，俗称见红，是分娩即将开始的比较可靠的指征。

马大夫特别叮嘱

哪些特殊情况需要提前住院

- 孕妈妈是重度子痫前期，不管孕周多大，都主张提前住院。
- 孕妈妈是妊娠合并心脏病，应提前住院，做相关检查，为顺利分娩提供安全保障。
- 孕妈妈患有糖尿病，也应提前住院，随时做好分娩的准备。
- 孕妈妈胎位不正，如臀位、横位等，应提前住院，随时做好剖宫产的准备。
- 孕妈妈有剖宫产史，再次怀孕，医生会建议孕妈妈提前住院，方便医生观察孕妈妈的情况，决定分娩方式。
- 孕妈妈是双胎或者多胎妊娠时，应提前住院，这样医生可以随时观察孕妈妈和胎宝宝的情况，及时采取恰当的分娩措施，保证母胎健康。

马大夫 问诊室

扫一扫，听音频

孕期便秘怎么办？

马大夫答： 孕期子宫不断增大，将胃逐渐上推，胎盘分泌的孕激素使得胃肠道蠕动减弱，造成粪便滞留大肠，水分被吸收产生便秘。便秘的孕妈妈可以多喝水或者在水中加入适量蜂蜜饮用，日常饮食宜清淡，不吃刺激性食物，多吃富含膳食纤维的蔬果，适当运动，并养成每天定时如厕排便的习惯。

孕晚期腹胀怎么办？

马大夫答： 孕晚期如果感到腹胀，孕妈妈可以多休息一会儿，如果休息1小时之后，症状依然得不到缓解，需要去医院检查是否因为某种病症刺激子宫造成的。同时，日常生活中做到少食多餐，饮食细嚼慢咽，避免过多气体进入体内；补充膳食纤维，多吃茭白、笋、韭菜、菠菜、芹菜、莲藕、萝卜、苹果、香蕉、猕猴桃等食物；避免产气食物，如豆类及其制品、油炸食物、土豆及辛辣刺激的食物等；孕妈妈如有严重的胃酸反流现象，则应当避免进食甜食，饮食清淡，可适当吃点苏打饼干、高纤饼干等食物来中和胃酸；多喝温水，充足的水分可促进排便，减少胀气。

我最近宫缩很频繁，是不是快要生了？

马大夫答： 这要区分无痛性宫缩还是早产。无痛性宫缩，宫缩频率不一致，持续时间不恒定，间歇时间长且不规律，宫缩强度不会逐渐增加，不伴有下坠感和酸痛。早产的宫缩有节律性，每次宫缩都是由弱至强，维持一段时间，一般是30~40秒，然后进入间歇期，间歇期为5~6分钟，且间歇期逐渐缩短，每次宫缩持续时间逐渐延长，并伴有腰酸、下坠、腰痛。

PART 8

孕9个月（二）

（孕 35~36 周）

第七次正式产检

第七次正式产检

扫一扫，听音频

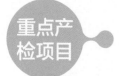

重点产检项目 · 阴道拭子、B 超、心电图和内检

阴道拭子检查阴道中有无细菌感染，B 超监测胎儿的大小，心电图看看心脏的负担情况，内检了解骨盆腔的宽度。主治大夫会综合分析这几项检查结果，来评估适合你的分娩方式。

基本检查项目

检查项目	检查目的	标准值
体重检查	体重超标或过低都不好	孕晚期增加 6 千克
血压检查	是否患有妊娠高血压	110/70～120/80 毫米汞柱
尿常规	了解肾脏情况	尿蛋白及酮体为阴性
血常规	检查有无贫血	血红蛋白 110～160 克 / 升
多普勒听胎心音	了解胎宝宝心跳情况	110～160 次 / 分
测量宫高、腹围	了解胎宝宝生长情况	与孕周符合
水肿检查	防止妊娠高血压综合征	指压时下肢不凹陷且血压不偏高为正常
胎位	检查有无胎位不正	正常应为头位
胎心监护	动态监护胎儿 20 分钟内活动情况	胎动计数 >30 次 /12 小时为正常

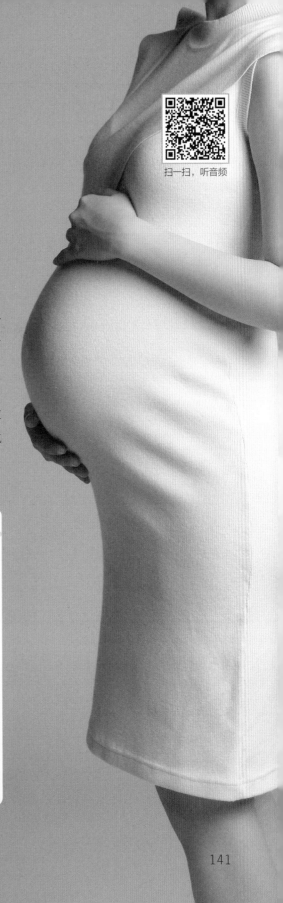

产检前看一下，
省时省力一次过

扫一扫，听音频

莫害羞，及时做肛肠外科检查

孕妈妈发生痔疮的概率比较大，如果痔疮导致孕妈妈出现贫血等症状，还会影响胎宝宝正常发育，因此孕妈妈切忌不好意思去做肛肠外科检查。

做直肠指诊一般即可明确有无痔疮、痔疮的类型、痔疮的严重程度等。如果没有特别情况，建议孕妈妈不要采用肛肠镜检查，以免刺激和影响胎宝宝。

红豆妈
经验谈

生了个孩子，感觉
我的"尺度"开了很多

从怀孕后做各项检查开始，感觉我的"尺度"慢慢开了很多。最害羞的分娩那会儿，穿上医院宽大到膝的病号服，下半身让光着，医生随时检查宫颈口打开的情况。刚开始还不好意思，但真正到阵痛得厉害的时候什么也不想了，只有一个念头：赶紧把宝宝生下来！虽然我没碰到，但听一个姐妹说，生产时碰到了男妇产科医生。其实，这很正常，优秀的妇产科大夫是不分男女的，把他们当作医生看待就好，其实在他们眼中检查的对象就是一个器官而已，接受了、习惯了就好了。

阴道拭子检查
看阴道是否有细菌感染

扫一扫，听音频

阴道拭子检查结果分析

			细菌培养、药敏(阴拭子)
	北京协和醫院		18503-10
产科门诊	36 妊娠状态	女 阴拭子	15098-89
经鉴定:		参考范围:阴性(-)	
普通培养经鉴定无致病菌生长 No Pathogen Growth			

阴道拭子检查主要是检查阴道中有无细菌感染，来决定分娩方式。如果感染严重，需要进行相应的治疗。

在正常生理情况下，孕妈妈的阴道中存在阴道杆菌，它能保持阴道处于酸性环境，抑制其他寄生菌群异常繁殖，而具有自然保护功能。阴道拭子培养发现细菌或真菌感染，需要积极治疗阴道炎症。

马大夫
特别叮嘱

如何预防孕期阴道炎

- 备好专用清洗盆和专用毛巾。清洗盆在使用前要洗净，毛巾使用后晒干或在通风处晾干，因毛巾日久不见阳光，容易滋生细菌和真菌。
- 大便后要用手纸从前向后擦拭干净，在家可以清洗，在外可用孕妇湿巾对私处进行清洁。
- 私处清洗：双手洗净，用温水从前向后清洗外阴，再洗大小阴唇，最后洗肛门周围及肛门。最好用淋浴，用温水冲洗，如果无淋浴条件，可以用盆清洗，但要专盆专用。注意不要用消毒药水，以免破坏阴道正常酸碱性和菌群。
- 孕妈妈宜选择纯棉、柔软、宽松的内裤。晚上睡觉可以穿四角内裤甚至不穿内裤，让阴部呼吸新鲜空气。

B超、触诊看胎儿长了多少

扫一扫，听音频

给胎儿估重

在孕妈妈临产前，产科医生会通过四步触诊法，检查孕妈妈的宫高、腹围；B超可以测量出胎宝宝头有多大、腿有多长，还可以测量头围和腹围。产科医生根据触诊结合B超检查可以大致估算出胎宝宝的体重，但是也存在误差，误差在500克左右。

太重的宝宝可能不太好生。如果胎儿目前就比较重了，医生会建议孕妈妈控制饮食和体重。

有剖宫产经历的孕妈妈要观察腹痛症状

有剖宫产经历的孕妈妈需观察下腹部疼痛的情况，如果局部疼痛加重，尽早来急诊检查，需通过B超检查瘢痕厚度。

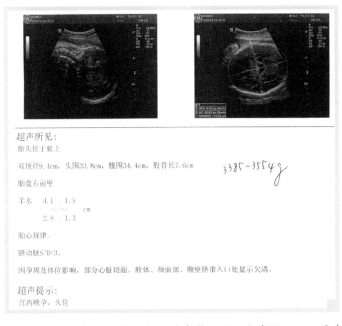

超声所见：
胎头位于脐上
双顶径9.4cm，头围33.8cm，腹围34.4cm，股骨长7.6cm

3385~3554g

胎盘右前壁

羊水　　4.1 | 1.5
　　　　―――― cm
　　　　2.8 | 1.3

胎心规律。

脐动脉S/D<3。

因孕周及体位影响，部分心脏切面、肢体、颜面部、腹壁脐带入口处显示欠清。

超声提示：
宫内晚孕，头位

这是宝石妈的B超报告单，医生给胎儿估重为3385~3554克。小宝石出生的体重是3570克，相差不多，在误差范围内。

注：孕9月安排了两次B超，动态监测胎儿发育状况。如果有胎位不正、羊水偏多或偏少、胎儿偏大或偏小等情况，两次都要做。如果孕33~34周B超检查结果正常，可结合建档医院安排，询问医生是否需做孕35~36周的B超。

内检检查
了解骨盆腔的宽度

扫一扫，听音频

内检一般在孕35~36周进行，主要是了解骨盆腔的宽度是否适合顺产，同时也希望能刺激宫颈早点成熟，促进产兆出现，以免发生过期妊娠。

内检前的准备

1.做内检前一天的晚上，孕妈妈要将自己外阴部清洗干净（用清水冲洗即可，洗液有可能掩盖阴道存在的病患）。

2.换上干净的内裤、易穿脱的衣裤。

3.内检前，应该排空膀胱。

做内检的过程

1.在检查床上铺好清洁的一次性臀垫。

2.孕妈妈脱掉一条裤腿（一般脱左裤腿），仰卧平躺，分开双腿，将双腿放置于腿架上，等待检查。

3.医生会戴无菌手套将一只手的食指、中指放入阴道，另一只手置于腹部上方，以检查宫颈位置、大小、形状、软硬度及有无破水。

看懂骨盆异常

骨盆异常是造成难产的首要因素。骨盆异常可分为两大类：骨盆狭窄和骨盆畸形。

骨盆异常的几种情况

- 均小骨盆：骨盆三个平面各径线都小于正常低值2厘米或更多。
- 漏斗形骨盆：入口平面各径线正常，两侧骨盆壁自上而下逐渐向内倾斜，中骨盆及出口平面明显狭窄。
- 骨盆入口狭窄：骨盆入口前后径短，呈横扁圆形，也称扁平骨盆，骶耻外径小于18厘米，对角径小于11.5厘米。

轻度骨盆异常，孕妈妈产力较好，胎宝宝有通过产道分娩的可能。骨盆狭窄，明显头盆不对称，不宜顺产。

通过心电图
判断心脏能否承受分娩压力

扫一扫，听音频

　　孕 35~36 周是整个孕期心脏压力最大的时候，孕妈妈进入临产状态的时候心脏压力也很大，所以这时候的心电图是判断心脏能否承受生产压力的主要依据。

心电图检查结果分析

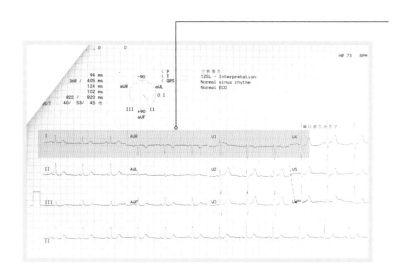

心脏在每个心动周期中，由起搏点、心房、心室相继兴奋，伴随着心电图生物电的变化，通过心电描记器从体表引出多种形式的电位变化的图形。心电图是心脏兴奋的发生、传导及恢复过程的客观指标。

马大夫 特别叮嘱

做心电图需要注意什么

● 做心电图最好不要空腹，以免出现低血糖或心跳加速，从而影响心电图的结果。

● 检查前最好先休息一会儿，不要匆匆忙忙的，等自己平静下来再检查。

● 检查过程中，不要紧张，也不要说话，否则容易产生干扰，影响心电图的清晰度。

● 做心电图时，最好穿容易穿脱的衣服，特别是在冬季。

● 身上如果有手表、手机，最好先取下来，以免对结果产生干扰。

● 妊娠心脏病患者做心电图时，最好带上前一次的心电图报告，医生可以作为参考。

预防早产

扫一扫，听音频

坚持定期做产前检查

孕4~7个月每月检查一次，孕8~9个月每两周检查一次，有并发症者可根据医生的要求增加次数，孕9个月以后每周检查一次，有特殊情况随时去做检查。

孕中晚期不要进行剧烈活动

生活和工作都不宜过于劳累，每天保持愉快的心情，适当到室外散步。不宜走长路或跑步；走路要当心，以免摔倒，特别是上下楼梯时；切勿提重物。

适当减少性生活

特别是孕晚期建议禁止性生活，以免刺激子宫造成胎膜早破。

积极治疗阴道炎症

炎症常是胎膜早破的主要原因之一，因此，孕期如果发现阴道炎症，应积极治疗。

科学合理地摄入营养

食用富含维生素C（新鲜蔬果）、微量元素铜（动物内脏）的食物等，有助于增加胎膜韧性。

预防早产的生活习惯

1. 保证充足的休息和睡眠，放松心情，减少压力。

2. 进行适当的运动，但不要进行剧烈运动。孕期进行剧烈运动会造成子宫收缩。

3. 均衡摄入营养丰富的食物，不吃过咸的食物，以免导致妊娠高血压。

4. 不要从事会挤压到腹部的劳动，不要提重物。

5. 经常清洁外阴，防止阴道感染。孕晚期绝对禁止性生活。

6. 一旦出现早产迹象，应马上卧床休息，并且取左侧位，以增加子宫胎盘的供血量。

7. 睡前吃些点心，防止半夜饿醒，最好再喝一杯牛奶，牛奶有利于睡眠。

8. 适量的运动可以缓解一些失眠症状，但是最好在睡前3小时结束运动。

9. 睡前听一些轻柔的音乐，可以放松心情，帮助睡眠。

"协和"孕妇课：
胎位不正怎么办

扫一扫，听音频

胸膝卧式纠正胎位不正

孕妈妈排空膀胱，松解裤带，保持胸膝卧位的姿势，每日 2~3 次，每次 15~20 分钟，连做一周。这种姿势可使胎臀退出骨盆，借助胎宝宝重心改变自然完成头先露的转位，成功率 70% 以上。做此运动的前提是没有脐带绕颈，并且羊水量正常。

胸膝卧式 两膝着地，胸部轻轻贴在地上。尽量抬高臀部。双手伸直或叠放于脸下。可睡前做 15 分钟左右。

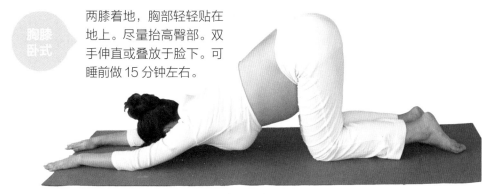

侧卧位法纠正胎位不正

横位或枕后位可采取此法。就是孕妈妈在睡觉的时候采取让胎宝宝背部朝上的姿势，通过重力使胎位得以纠正。又或者之前习惯左侧卧的孕妈妈现在改为右侧卧，而原本习惯右侧卧者现在改为左侧卧。

侧卧位法 侧卧，上面的脚向后，膝盖微微弯曲。

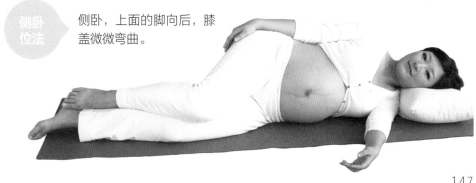

马大夫问诊室

扫一扫，听音频

腰背疼痛得厉害，如何才能缓解？

马大夫答：孕期最明显的改变是身体变形，随着胎宝宝的发育增大，孕妈妈重心逐渐前移，骨盆逐渐前倾，于是就形成了弓腰塌胯撅臀的孕妇体态。由于腰椎前凸，受力自然会集中到腰椎的后侧，造成慢性劳损而导致腰痛，这是一种普遍现象，不用太担心。如果腰背疼痛得厉害，最好多休息，走路的时候不要挺着肚子，因为挺着肚子时腰的压力会增大；坐着的时候背后靠个靠垫。

最近腹部总是不规律地疼痛，有什么问题吗？

马大夫答：随着胎宝宝长大，孕妈妈的子宫也在逐渐增大，增大的子宫会刺激肋骨下缘，引起孕妈妈肋骨钝痛。一般来讲，这是生理性疼痛，不需要特殊治疗，采取左侧卧位有利于缓解疼痛。到了孕晚期，孕妈妈会出现阵痛，在夜间休息时发生而天明后消失，即假宫缩。

如果孕妈妈感到下腹出现规则的收缩痛，有可能是早产，应及时到医院就诊，切不可拖延时间。

胎宝宝偏小一周，预产期会推后吗？

马大夫答：要知道，预产期并不是那么准确的，提前2周或推后2周都是正常的。胎宝宝偏小一周也有可能是孕期计算失误，所以不要担心。

坐我旁边的同事感冒了，我该如何防护？

马大夫答：如果是这样的话，最好平时戴个口罩，或者婉转地跟同事说下，请他注意一点；打开窗户，让房间里多通风，补充新鲜空气；多喝水，提高自身的抵抗能力。

PART 9

孕10个月（一）

（孕37周）

第八次正式产检

第八次正式产检

扫一扫，听音频

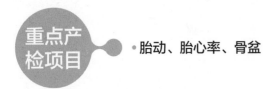

·胎动、胎心率、骨盆

这次检查的重点是监测胎动和胎心率，测量骨盆。一是为了了解胎儿的状况，二是为了对分娩方式做最终的确认。

基本检查项目

检查项目	检查目的	标准值
体重检查	体重超标或过低都不好	孕晚期增加 6 千克
血压检查	是否患有妊娠高血压	110/70～120/80 毫米汞柱
尿常规	了解肾脏情况	尿蛋白及酮体为阴性
血常规	检查有无贫血	血红蛋白 110～160 克 / 升
多普勒听胎心音	了解胎宝宝心跳情况	110～160 次 / 分
测量宫高、腹围	了解胎宝宝生长情况	与孕周符合
水肿检查	防止妊娠高血压综合征	指压时下肢不凹陷且血压不偏高为正常
胎位	检查有无胎位不正	正常应为头位
胎心监护	动态监护胎儿 20 分钟内活动情况	胎动计数 > 30 次 /12 小时为正常

B 超检查中，羊水可见浓稠、致密的光点提示可能羊水混浊

扫一扫，听音频

羊水为什么会混浊

早期妊娠的羊水为无色、透明的，并且可以见到胎脂，随着胎儿器官成熟，羊水中有形成分增加而稍有混浊。足月时羊水较混浊，可见由胎膜、脱落的上皮细胞等形成的小片状悬浮物。

如果羊水呈草绿色，说明胎儿已经排出胎粪，羊水被胎儿粪便污染。此外，孕妈妈胆汁淤积也会使羊水混浊。

羊水混浊应综合分析

孕妈妈最担心的是腹中胎儿的安危。B 超检查如果发现羊水比较混浊，并不一定表明胎儿情况不好，要综合分析孕妈妈是否患病、病情是否稳定、胎心监护的情况及胎动是否正常等因素。如果胎儿出现缺氧，会排出粪便，易引起窒息或其他病症，因此需要尽快分娩。如果孕妈妈尚未临产或者宫缩无力，医生会建议剖宫产。

马大夫特别叮嘱

胎儿情况和羊水状况密切相关

由于羊水与胎儿有着密切的关系，能很好地反映胎儿的生理和病理状态，因此孕妈妈一定要做好羊水检查。一般来说，羊水混浊、胎心始终正常者不一定是胎儿窘迫。如果羊水量少，要警惕胎盘功能不全、胎儿窘迫、已经破水或者孕妈妈脱水，需要进一步监护诊治；如果羊水混浊且呈黄绿色，胎心监护提示胎儿缺氧，需尽快分娩。

骨盆测量

扫一扫，听音频

骨盆测量是决定分娩方式的重要指标

骨盆测量是为了检查骨盆的大小和形态是否正常，以预测分娩时足月胎儿能否顺利通过，它是决定分娩方式的重要指标。因为产道的顺畅与否直接关系孕妈妈的安危，是整个分娩准备中与先天素质密切相关的内容，可以帮助孕妈妈预防因骨盆过于狭窄而引起的难产，所以医生会对孕妈妈的骨盆进行测量。

骨盆外测量和内测量

骨盆测量分为外测量和内测量两种，主要都是测量孕妈妈骨盆入口和出口的大小。医生会先为孕妈妈进行骨盆外测量，如果骨盆外测量各径线或某径线结果异常，会在孕晚期进行骨盆内测量，并根据胎儿大小、胎位、产力等决定分娩方式。骨盆内测量是医生将食指和中指伸到孕妈妈的阴道内，触碰阴道两侧的骨性标志物。

做骨盆内测量时要放松

有些孕妈妈在做骨盆内检查时，会感觉不舒服甚至疼痛。医生给孕妈妈做骨盆内测量时，孕妈妈要试着放松，以减轻疼痛感，因为越紧张，医生的操作就越困难，孕妈妈的痛苦就越大，测量需要的时间也越长。孕妈妈可以先做做深呼吸，同时放松腹部肌肉，在测量时，不要大喊大叫，也不要把臀部抬得很高，以免增加测量难度。

马大夫特别叮嘱

骨盆测量的指标

骨盆的大小以骨盆径线的大小来表示，它有一个标准范围。因为个体差异，每个人的骨盆径线有所区别，只要测量结果在标准范围内就好。对骨盆出口狭窄的孕妈妈，医生会在孕晚期结合 B 超结果估计胎儿大小及宫高、腹围情况，建议顺产或剖宫产。

骨盆测量标准值

检查项目	测量位置	正常值	反映情况
髂棘间径	取伸腿仰卧位，测量两髂前上棘外缘间的距离	23~26 厘米	可反映骨盆入口横径的大小
髂嵴间径	取伸腿仰卧位，测量两髂嵴外缘最宽的距离	25~28 厘米	可反映骨盆入口横径的大小
骶耻外径	取左侧卧位，右腿伸直，左腿屈曲，测量第 5 腰椎棘突下至耻骨联合上缘中点的距离	18~20 厘米	可间接推测骨盆入口前后径的大小
坐骨结节间径	取仰卧位，两腿屈曲，双手抱膝，测量两坐骨结节内缘间的距离	8.5~9.5 厘米	代表骨盆出口的横径大小
耻骨弓角度	用两拇指尖斜着对拢，放在耻骨联合下方，左右两拇指平放在耻骨降支上面，测量两拇指的角度	90 度（小于 80 度为异常）	其弯度与角度反映骨盆出口大小

陪检时，准爸爸该做什么

全程陪同产检

在这个月，胎宝宝随时可能出生，因此产检时准爸爸尽量全程陪同，切忌让孕妈妈单独外出。孕妈妈产检前，要提前选好出行方式。产检的时候，有很多事情准爸爸可以代劳，不要让孕妈妈做太多事情或者太劳累。在产检时如果遇到突发情况，要及时联系医生并听从医生的安排。在孕晚期准爸爸遇事一定要冷静，以免乱了方寸。

和医生商量生产方式

这个月的最后一次 B 超检查有助于全面了解胎宝宝的情况，从而选择适合孕妈妈的生产方式。准爸爸在陪孕妈妈产检时，要仔细听取医生的建议，商量分娩方式。比如，如果决定顺产，可以咨询医生本医院是否可以无痛分娩。如果决定剖宫产，可以问一下是否可以由孕期产检的医生来做手术，因为产检的医生对孕妈妈的情况比较了解，孕妈妈会更轻松、更安心。

还有一点很重要，准爸爸一定要记得问入院、出院的相关事项，包括需要带的证件、需要办理的流程、紧急情况时应该怎么做等，都要问清楚，提前做好准备，以免有突发情况而措手不及。

"协和"孕妇课：帮助自然分娩的拉梅兹呼吸法

扫一扫，听音频

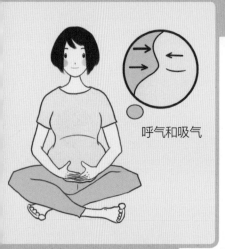

呼气和吸气

步骤 1：胸部呼吸法

应用时机 孕妈妈可以感觉到子宫每5～20分钟收缩一次，每次持续30～60秒。

练习方法 孕妈妈学习由鼻子深深吸一口气，随着子宫收缩开始吸气、吐气，反复进行，直到阵痛停止再恢复正常呼吸。

练习时间 胸部呼吸是一种不费力且舒服的减痛呼吸方式，每当子宫开始或结束剧烈收缩时，孕妈妈可以用这种呼吸方式缓解疼痛。

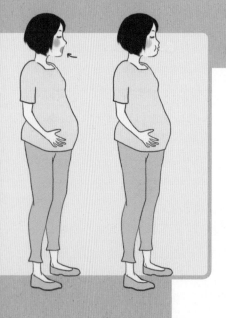

步骤 2：嘻嘻轻浅呼吸法

应用时机 此时宫颈开至3～7厘米，子宫的收缩变得更加频繁，每2～4分钟就会收缩一次，每次持续45～60秒。

练习方法 要让自己的身体完全放松，眼睛注视着同一点。孕妈妈用嘴吸入一小口空气，保持轻浅呼吸，让吸入及吐出的气量相等，完全用嘴呼吸，保持呼吸高位在喉咙，就像发出"嘻嘻"的声音。

练习时间 随着子宫开始收缩，采用胸部深呼吸法，当子宫强烈收缩时，采用轻浅呼吸法，收缩开始减缓时恢复深呼吸。练习时由连续20秒慢慢加长，直至一次呼吸练习能达到60秒。

步骤 3：喘息呼吸法

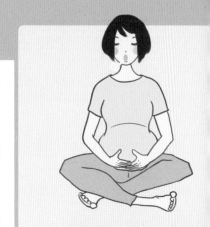

应用时机 当宫颈开至7～10厘米时，孕妈妈感觉到子宫每60～90秒就会收缩一次，这已经到了产程最激烈的阶段了。

练习方法 孕妈妈先将空气排出后，深吸一口气，接着快速做4～6次的短呼气，感觉像在吹气球，也可以根据子宫收缩的程度调节速度。

练习时间 练习时由一次呼吸练习持续45秒慢慢加长至一次呼吸练习能达到90秒。

步骤 4：哈气运动

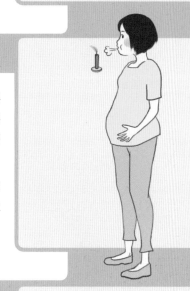

应用时机 进入第二产程的最后阶段，孕妈妈想用力将胎儿从产道送出，但是此时助产士要求不要用力，以免发生阴道撕裂，等待胎儿自己挤出来。

练习方法 阵痛开始，孕妈妈先深吸一口气，接着短而有力地哈气，如浅吐1、2、3、4，接着大口吐出所有的气，就像在吹一样很难吹动的东西。

练习时间 直到不想用力为止，练习时每次90秒。

步骤 5：用力推

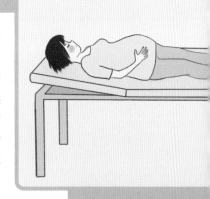

应用时机 此时宫颈全开了，助产士也要求孕妈妈在即将看到胎儿头部时，用力将其娩出。

练习方法 孕妈妈下巴前缩，略抬头，用力使肺部的空气压向下腹部，完全放松骨盆肌肉，需要换气时，保持原有姿势，马上把气呼出，同时马上吸满一口气，继续憋气和用力，直到胎儿娩出。当胎头已娩出产道时，可使用短促的呼吸来缓解疼痛。

练习时间 每次练习要持续60秒。

马大夫问诊室

扫一扫，听音频

什么是急产?

马大夫答：急产是指子宫收缩的节律性正常，但收缩力过强过频，宫颈口在很短时间内迅速扩张，分娩在短时间内结束，总产程不足3小时。有急产史的孕妈妈应提前住院待产，密切观察宫缩情况，以免发生意外。

怎么应对分娩焦虑?

马大夫答：①了解顺产对妈妈和宝宝的好处，树立信心，做个负责任的孕妈妈；②孕妈妈的心理状态会直接影响分娩过程和胎宝宝的健康状况，孕妈妈可以通过学习分娩知识，增强生育的信心；③掌握促进顺产的技术，如肌肉练习、呼吸法；④可以多跟"过来人"交流，讨教一些分娩经验。

生孩子为什么会疼?

马大夫答：试想一下，要把一个西瓜般大小的宝宝移出原来只有菜豆大小的宫颈口需要多大力量的推挤和拉扯。肌肉收缩和组织伸展都会通过各种接收压力和疼痛的神经末梢感受器——一种能使身体感受到疼痛的刺激来通知身体，这样子宫才会努力地完成分娩的伟大任务。但是这种疼痛是可以忍受的，程度也因人而异，我们可以把它看成是潮水，有涨有落；看成是推动胎宝宝降生的动力源泉。

感觉到阵痛，什么程度去医院比较合适?

马大夫答：临近分娩，子宫开始收缩，把胎宝宝往产道方向挤压，这样孕妈妈就会感觉到阵痛。如果孕妈妈感觉到阵痛，可以先监测一下宫缩的间隔时间。如果没有规律或是有规律但间隔很长，那么离分娩还有一段时间，可以在家休息，但不用一直卧床，也可以下床走动。等阵痛达到5~10分钟一次的时候再入院待产。

PART 10

孕10个月（二）

（孕38~42周）

第九次正式产检

第九次正式产检

扫一扫，听音频

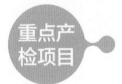 • **注意胎动，监测胎心率**

到了孕 38 周，基本快要到终点了，胎宝宝随时都可能出来跟爸爸妈妈团聚。每天应注意数胎动，胎心率监测也很有必要，这都是监测胎宝宝是否活跃的重要方法。

基本检查项目

检查项目	检查目的	标准值
体重检查	体重超标或过低都不好	孕晚期增加 6 千克
血压检查	是否患有妊娠高血压	110/70～120/80 毫米汞柱
尿常规	了解肾脏情况	尿蛋白及酮体为阴性
血常规	检查有无贫血	血红蛋白 110～160 克／升
多普勒听胎心音	了解胎宝宝心跳情况	110～160 次／分
测量宫高、腹围	了解胎宝宝生长情况	与孕周符合
水肿检查	防止妊娠高血压综合征	指压时下肢不凹陷且血压不偏高为正常
胎位	检查有无胎位不正	正常应为头位
胎心监护	动态监护胎儿 20 分钟内活动情况	胎动计数 >30 次 /12 小时为正常

产检前看一下，
省时省力一次过

扫一扫，听音频

宫缩过频，及时就诊

如果孕妈妈宫缩过频，每2~3分钟宫缩一次，并且每次持续时间较长，孕妈妈要及时去医院，让医生测宫缩情况、查宫颈，决定是否需要住院待产。

B超检查要提前预约

B超检查前，孕妈妈最好提前预约检查时间，以免发生预约额满的情况，耽误检查。

待产时不宜精神紧张

孕妈妈待产时不要过于紧张，可以听一些平时放松时听的音乐来减压。如果过于紧张或恐惧，会引起大脑皮质失调，导致宫颈口不易扩张，延长产程。相反，孕妈妈在放松的情况下，子宫肌肉收缩规律协调，宫颈口就容易开大，产程进展会更顺利。当孕妈妈宫缩疼痛时，准爸爸可以按摩孕妈妈腹部两侧，揉揉腰部，以帮助孕妈妈缓解疼痛。

检查前要调整好情绪

孕妈妈调整好自己的情绪再去做检查，不要因为过度紧张而影响检查结果。

宝石妈
经验谈

我的分娩过程

我生小宝石时，还算挺顺利的。听说，有人生二孩特别快，半小时就生了，有人生在出租车上，有人生在医院门口……虽没有明显的分娩征兆，可能因为高龄又患有妊娠糖尿病，医生让我在预产期前两天就去住院。第一天下午入院，第二天晚上就生了。

分娩前监测这四点

扫一扫，听音频

阴道检查判断
产程进展

分娩过程的进展具有一定的规律性。判断产程的进展是否正常主要靠的是观察待产妇宫颈口的进行性开大以及胎儿先露部分进行性下降的情况，这两方面的检查必须通过阴道检查才能进一步明确。

阴道检查可清楚地了解宫颈口开大的程度，宫颈位置、软硬度，胎头位置，胎头有无变形及与骨盆的关系到底正确与否，妊娠囊是否突出，有无破水。因此，在第一产程中，医护人员会每隔2小时做一次阴道检查，如果进展不好，即宫颈口仍不断开大而胎儿先露部分不下降，或者先露部分下降满意但宫颈口不开大，或者两个都没有进展，就表明产程出现问题，医生会根据情况及时处理。临产时，每个产妇都要与医护人员配合，做好这项检查。

监测胎心持续 了解胎心变化

胎心反映的是胎儿在子宫内的状态，当各种原因引起胎儿缺氧时，很敏感的胎心就会出现变化。正常的胎心率一般为110～160次／分，胎心基线低于110次／分或高于160次／分都表明胎儿可能有缺氧迹象。临产时，要了解胎心的情况。随着科学技术的发展，胎心监护仪逐步得到普及，目前许多医院都已经使用了。

胎心监护仪是利用胎心探头，固定于产妇腹部听胎心最清楚的部位，连续地记录胎心信号，并记录在胎心监测图纸上，可以较长时间持续了解胎心的变化，还能记录宫缩的情况，并了解胎心与宫缩变化的关系，因此使用胎心监护仪监测胎心和宫缩的变化是非常好的监护措施。

观察羊水关注宫内状况

大多数产妇都是在胎膜破裂后流出羊水。羊水的性状、量与胎心的变化同样重要，也是能很好地反映子宫内状况的重要因素。

一般来说，羊水是半透明的乳白色，内含白色的胎脂，还有胎儿的毳毛以及胎儿脱落的鳞状上皮细胞。当羊水中混入少量胎粪时，羊水会变为黄色。但当有比较多的胎粪排至羊水中时，尤其是在羊水量较少的情况下，羊水会变为绿色甚至深绿色，且很黏稠。

正常头位分娩的胎儿在产程中是不应该有胎粪排出的，只有在胎儿缺氧的情况下，胎粪才会排出。所以，如果看到羊水变黄、变绿时，就表明胎儿有缺氧情况存在了。羊水颜色越深，羊水量越少，情况就越不好，胎儿吞入这样的羊水，黏稠的胎粪通过气管吸入肺，常常会造成严重后果。

因此，临产时有破水后，除了观察胎心情况，还要密切观察羊水状况。

宫颈指诊评估宫颈成熟度

对于过期妊娠，有经验的医生会通过宫颈指诊来评估宫颈成熟度（指宫颈的柔软度和子宫外口的扩张度），从而考虑是否需要促宫颈成熟，即利用催产素诱发产痛，娩出胎儿。

在决定催生前，必须接受密切的产前检查及胎儿检测。在开始催生前，产妇最好禁食2~4小时，让胃中食物排空，避免在催生时发生呕吐现象。另外，催生过程中，要观察有无宫缩过频，医务人员也会进行胎心监护。

马大夫特别叮嘱

补充维生素K，预防产后大出血

维生素K是一种有助于凝血的脂溶性维生素，因其在人体中起抗凝剂作用，能促使肝脏制造凝血酶原，所以又叫"凝血维生素"或"抗出血维生素"。孕妈妈在孕期补充适量的维生素K，可以预防产后大出血和新生儿出血症。

维生素K广泛存在于各种食物中，如菜花、南瓜、西蓝花、水芹、香菜、莴笋、小麦、玉米、燕麦、土豆、青豆、豇豆等均含有维生素K。

B 超检查，
确定产前胎宝宝情况

扫一扫，听音频

了解产前 B 超检查

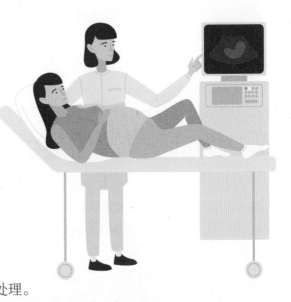

孕 37～40 周，孕妈妈还要做一次 B 超检查，一般情况下这是产前最后一次 B 超检查了。这次 B 超检查主要是查看胎宝宝的大小、胎位、胎盘、羊水、脐带情况等，以全面了解胎宝宝出生前的情况。医生会根据这次 B 超结果评估胎宝宝的体重，为选择分娩方式提供参考。在检查中如果发现异常情况，医生会及时处理。

如果 B 超检查发现羊水过少、胎盘异常、脐带绕颈等情况，应参考胎宝宝的体重，决定是否需要剖宫产。

B 超检查胎位不正，提前 2 周入院

正常的胎位应该是胎宝宝"头朝下，屁股朝上"，即头位，但是也有臀位、横位等不正的胎位。胎位不正容易造成难产，因此胎位不正准备剖宫产的孕妈妈要比预产期提早 1～2 周入院，以免发生意外。

胎位不正易致脐带脱垂

胎位不正或破水容易导致脐带脱垂。如果发生了脐带脱垂，胎头下降压迫脐带，容易阻断血液的供应，3 分钟就会造成胎宝宝严重缺氧。此时，医生会让孕妈妈以头低脚高的姿势躺下，同时将胎宝宝上顶，保证胎宝宝不压迫脐带，并立即行剖宫产。

一定要重点看

自然分娩是首选

扫一扫，听音频

自然分娩对妈妈和宝宝都好

自然分娩对妈妈的影响

经历过分娩阵痛的孕妈妈，无形中与宝宝建立起了深厚情感。自然分娩的优点有：创伤小，安全系数高，出血少，产后复原快，费用低，再次妊娠风险低，子宫没有瘢痕，没有患瘢痕妊娠、剖宫产切口憩室、切口子宫内膜异位症的风险。

自然分娩对宝宝的影响

随着子宫有节律性地收缩，胎宝宝的胸廓接受有节律的压迫，肺部迅速产生一种肺泡表面活性物质，有利于肺部扩张，建立自主呼吸，分娩时经产道挤压，新生儿湿肺发生率降低。自然分娩的宝宝运动协调性高，神经、感官系统发育较好。分娩时受压，血液循环速度减慢，有利于血液充盈，兴奋呼吸中枢，建立正常的呼吸节律。

看看你是适合顺产的孕妈妈吗？必要条件缺一不可

顺产主要包括自然分娩和无痛分娩

1. 自然分娩。指不使用麻醉剂、自然的、经由产道顺产的分娩方式。

2. 无痛分娩。可以让产妇不再承受剧痛的折磨，在国外应用很普遍。无痛分娩可以减轻产妇对分娩的恐惧，帮助产妇在第一产程得到足够的休息，为娩出胎儿蓄积力量。目前应用最为普遍的无痛分娩法为硬膜外阻滞镇痛分娩法，具体做法是将适量浓度的局部麻醉药及止痛药注射到产妇的硬膜外腔，阻断其支配子宫的感觉神经，减少产妇在分娩时的疼痛。但无痛分娩也存在麻醉并发症，需要产钳或胎吸助娩，需要插导尿管，麻醉之后有头痛、腰痛的风险。

163

看看你是不是适合顺产的孕妈妈

孕妈妈能否顺产，是由四个主要因素决定：产力、产道、胎儿、精神因素。

1. 产力。产力是将胎儿和胎盘从子宫经产道娩出的力量，主要是子宫收缩力。当宫颈口全开时，胎儿先露部分下降压迫骨盆底组织，腹肌收缩力和肛提肌收缩力伴随子宫收缩力将胎儿娩出。

2. 产道。产道是胎儿从母体娩出的通道，由骨盆和软产道组成。骨盆较大，会有利于胎儿娩出。

3. 胎儿。如果胎儿大小适中，胎位正常，在产力的推动下，胎儿就能顺利通过产道分娩。如果胎儿过大、胎位不正等，就会造成分娩困难。

4. 精神因素。保持良好的心态对分娩很重要。如果孕妈妈在分娩中有较好的控制能力，能提高对疼痛的耐受性，并能运用孕期所学技巧减轻压力和疼痛，产程就会很顺利。反之，则可能造成产程延长等。

练练缩紧阴道的分腿助产运动

孕晚期由于胎宝宝变大，骨盆会产生明显的疼痛和不适。此外，会阴部有压迫感和小便次数频繁也常有发生。以下运动可以降低尿失禁的发生概率，如果有尿失禁的情况，可以使用卫生巾。

缩紧
阴道

1. 平躺，吸气，同时慢慢地从肛门尽量用力紧缩阴道，注意不要把力量分散到其他部位。
2. 呼气，同时慢慢放松下来。吸气时数到 8，重复 5 次之后改向一侧躺下休息。

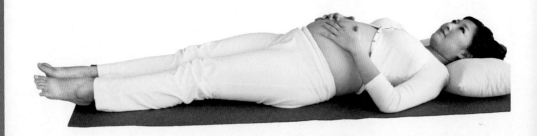

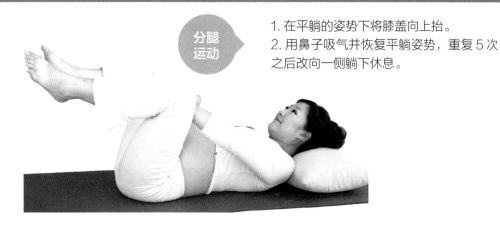

分腿运动

1. 在平躺的姿势下将膝盖向上抬。
2. 用鼻子吸气并恢复平躺姿势，重复 5 次之后改向一侧躺下休息。

第一产程：宫颈扩张期，分娩前的漫长前奏

• 宫颈口扩张期

　　指子宫闭合至开到 10 厘米左右的过程。根据宫颈口的扩张程度可分为潜伏期与活跃期。潜伏期：宫颈口扩张至约 3 厘米时，产妇会产生渐进式收缩，并产生规则阵痛。活跃期：宫颈口扩张从 3 厘米持续进展至 10 厘米。初产妇第一产程需经历 11～12 小时；经产妇需经历 6～8 小时。

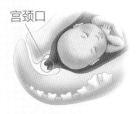

宫颈口

产程开始前的宫颈口

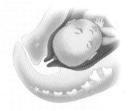

宫颈口已经开始打开

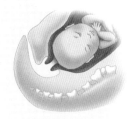

宫颈口继续打开

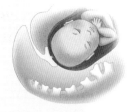

宫颈口开始缩回

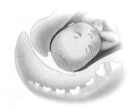

宫颈口完全缩回，胎儿
的头开始进入阴道

第二产程：胎儿娩出期，分娩进行曲的高潮

• 胎儿娩出期

第二产程是胎儿娩出期，是指宫颈口全开至胎儿娩出所经历的时间。这段时间宫颈口已经全开，胎膜已破，宫缩痛有明显减轻，宫缩的力量更强。宫缩越来越紧，每次间隔为1~2分钟，持续1分钟左右，胎儿下降很快，迅速从宫颈口进入产道，又顺着产道到达阴道口露头，直到全身娩出，此时分娩的高潮已经来临。胎儿娩出后，新妈妈会感到很轻松。

在第二产程初产妇一般需要1~2小时，经产妇则只需半小时。

• 全方位详解第二产程

1. 胎头靠近阴道口。此时，胎头移动至接近阴道口，压迫骨盆底，外阴和肛门部位会显得膨出。不一会儿就可以看见胎头顶部了，胎头随着宫缩会向前移动。当宫缩消失时，胎头可能会后退少许。不要因此而泄气，这是正常的。

2. 可以看见胎头顶部了。当看到胎头顶部时，不要因为想让胎儿快点娩出而太用力，因为胎头娩出过快可能会造成会阴撕裂或胎儿窘迫，不得不实施会阴侧切。此时应放松，喘口气，慢慢来。

3. 胎儿头部娩出。胎儿头部娩出时，往往面部朝下。医生会检查脐带，看看胎儿是否被脐带缠住。然后，将胎儿头部转向一侧，让头部和两肩保持在同一条线上。

4. 胎儿全身娩出。母体继续宫缩，胎儿身体从母体滑出。医生会把手放在他的腋窝下，将他扶出并放在新妈妈的腹部。这时婴儿还连着脐带，皮肤上覆着胎脂。医生会清洁婴儿的呼吸道。

• 孕妈妈所要知道并配合的

1. 要有强烈的分娩愿望。在分娩时，产妇应该做深呼吸，使横膈下降促使胎儿娩出；然后屏住呼吸，双膝略弯曲并往下用力。

2. 肌肉用力。产妇所有的肌肉都应该往下往外用力，平稳、持续、渐进，使得阴道组织和肌肉有时间伸展和容纳胎头，从而避免会阴撕裂和会阴侧切。

3. 在宫缩时施加产力。在宫缩中施加产力能协助子宫娩出胎儿，因此产妇应该在宫缩强烈的时候施加产力。

4. 学会放松。产妇在分娩时，应该放松骨盆底和肛区这部分肌肉。

第三产程：胎盘娩出，漫长孕育历程终结

胎盘娩出期

第三产程指从胎儿娩出到胎盘娩出的这段时间。此时宝宝已经出生了，但胎盘尚未娩出，新妈妈过一会儿又开始感受到宫缩，然后胎盘娩出。这一过程需要5~15分钟，一般不超过30分钟。

新妈妈的情况

宝宝娩出后，新妈妈会顿感腹内空空，产道也如释重负。由于整个产程消耗了新妈妈很多的精神和体力，新妈妈会有身心疲惫不堪的感觉。但是由于孩子的出生，此时新妈妈内心充满幸福感和喜悦感。

宝宝的情况

随着宝宝的第一声啼哭，宝宝建立了自主呼吸，此时也可以剪脐带了。

陪检时，准爸爸该做什么

准备好食物

准爸爸可以为孕妈妈准备好食物，包括充足的水、点心及她平时喜欢吃的小零食，再带一些巧克力，在阵痛尚未达到高峰时，准爸爸还可以为她准备三餐，以帮助孕妈妈补充体力。对于产程较长的孕妈妈，准爸爸要为她准备好充足的食物，以保证她在生产时有力气。

按摩减轻疼痛

准爸爸握拳，以手指背面轻压孕妈妈的背部，可以帮助她有效缓解疼痛。

了解足够的分娩知识

准爸爸了解相关的分娩知识，能够带给孕妈妈更多的正能量。

1. 打算陪产的准爸爸，陪产前一定要接受全程的孕期教育培训，和产科医生进行必要的沟通。

2. 全面了解孕期和分娩时妻子可能出现的各种情况，全面掌握分娩中支持和安慰妻子的技巧，比如引导妻子调整呼吸。

3. 在陪产时准爸爸要积极配合医生和助产士，不能乱加"指导"和指责。

剖宫产只是处理
高危妊娠及分娩的一种手段

扫一扫，听音频

哪些孕妈妈必须选择剖宫产

1. 产程停滞，胎儿从阴道娩出困难。
2. 孕妈妈骨盆狭小或者畸形。
3. 孕妈妈是 35 岁以上的高龄初产妇，同时伴有妊娠并发症。
4. 孕妈妈的产道不利于分娩，有炎症或者病变、畸形等。
5. 胎宝宝胎位异常、体重过重，有前置胎盘。
6. 孕妈妈有严重妊娠并发症。

剖宫产前全方位备战

术前禁食

有实施剖宫产计划的孕妈妈，在手术前要做一系列检查，了解自己和胎宝宝的健康情况。术前一天，晚餐要清淡，晚上 12 点以后就不要吃东西了，以保证肠道清洁，预防术中感染。术前 8 小时不要喝水，以免麻醉后呕吐，引起误吸。

剖宫产前最好洗个澡

剖宫产是创伤性手术，产前清洁可以有效减少细菌感染的概率，因此剖宫产前最好洗个澡。此外，剖宫产后伤口不能沾水，因此有一段时间不能洗澡，只能进行擦浴。

剖宫产前要休息好

剖宫产虽然不像自然分娩一样，需要消耗大量体力，但是剖宫产是一种创伤性手术，孕妈妈产后恢复期更长，因此产前要注意休息。

做好术前心理疏导

孕妈妈在术前可能会感觉紧张，可以通过提前了解剖宫产知识来缓解。现在的剖宫产手术技术很成熟，孕妈妈尽管放心。家人的支持是孕妈妈最好的定心丸，因此家人要多鼓励孕妈妈。

剖宫产手术关键词：麻醉

麻醉是剖宫产手术的重要环节。剖宫产手术一般采取区域性麻醉或者全身麻醉，每一种麻醉方法都各有优缺点、适应证和禁忌证。

区域性麻醉

剖宫产手术进行区域性麻醉时，应采用硬膜外麻醉，这种麻醉方法的优点是起效快、麻醉效果好。实施硬膜外麻醉时，麻醉师通常会在第三、四腰椎之间，轻轻插入一根硬膜外管，药物经过管子缓慢释放，产妇在清醒的状态下进行手术，但痛觉消失。采用这种麻醉方法的产妇，在手术台上即可听到刚出生宝宝的哭声，看到宝宝的模样。

硬膜外麻醉后可以保留麻醉管，术后还可以用镇痛泵来镇痛。麻醉管可以在术后保留 24 小时，有效缓解术后产妇的疼痛症状。

但是腰麻和硬膜外麻醉时容易引起低血压（仰卧综合征），产妇可能会感到暂时的胸闷、头晕、恶心等，有的还会感到身体轻飘飘的，甚至会出现呕吐。

全身麻醉

全身麻醉是将麻醉药物经由静脉注射，在产妇进入睡眠状态后，进行气管内插管以帮助顺畅呼吸。这种方法不常采用，通常会采取区域性麻醉，只有在紧急情况下，才会采用全身麻醉。

全身麻醉时，麻醉药物有可能经由胎盘血流而进入胎儿体内，虽然用药量极少，但仍有少数新生儿出生后因呼吸建立不良，需要进行气管插管。

进行全身麻醉时，产妇更容易发生误吸，从而影响换气功能。

马大夫
特别叮嘱

瘢痕体质孕妈妈慎做剖宫产

瘢痕喜欢光顾有瘢痕体质的人，即使是小的伤口，也会留下夸张的瘢痕。所以瘢痕体质的孕妈妈最好不要做剖宫产。如果一定要做，也要事前咨询医生，向他们寻求帮助，以使瘢痕最小化。

剖宫产这一刀怎样切

伤口的分类

1. 横切伤口：伤口高度在耻骨联合上方 3～4 厘米，伤口长度 10～15 厘米。
2. 纵切伤口：伤口介于肚脐和耻骨联合之间的正中线，伤口长度 10～15 厘米。

横切伤口比较美观，横切是目前剖宫产时最常采用的方法。纵切是只在紧急时或较特殊情况下才采用的方法。

切开子宫壁的方法可分为三种，分别为子宫体部纵切、子宫下段纵切、子宫下段横切。伤口也按此分为三类。目前最常采用的是第三种方法，第一种和第二种只在紧急情况下才会采用。需要注意的是，不管采用哪种方法，剖宫产后 2 年才可以再次妊娠。

子宫下段横切

子宫下段横切是目前剖宫产时最常采用的方法，伤口约 10 厘米，破水后再娩出胎儿，然后缝合子宫肌肉层。这种方法有如下优点：

1. 此处肌肉层较薄，出血较少。
2. 减少了腹膜炎或肠腔粘连的机会。
3. 此处的切口不是位于子宫分娩强有力的收缩范围内，因此伤口破裂的风险降低。

剖宫产手术过程

1. 麻醉师对产妇进行硬膜外麻醉或全身麻醉。医务人员会用碘伏对产妇腹部进行消毒。

2. 医生会在下腹部建立竖切口或横切口，依次切开腹部皮肤、皮下脂肪、肌肉，切开子宫下段前壁和膀胱上部的腹膜，确认在不损伤膀胱及胎儿的情况下切开子宫壁肌肉，拉开膀胱，切开子宫下部，就能看到包裹胎儿的胎膜。

3. 破开胎膜，让羊水流出，主刀医生伸手托住胎儿的头或臀的下方，轻轻地从子宫内拿出胎儿，另一名医生按压产妇子宫，向下推挤，胎儿娩出后，切断脐带。

马大夫 特别叮嘱

让瘢痕最小化的方案

1. 剖宫产前全身彻底清洗。手术后勤换药，保持伤口和环境的清洁，避免造成感染、血肿等，以免创伤面延期愈合。
2. 休息时，最好采取侧卧微屈体位，减少腹壁的张力。
3. 伤口结痂不要揭，否则会带走尚在修复阶段的表皮细胞，甚至撕脱真皮组织，并刺激伤口出现刺痒。正确的做法是等待伤口慢慢结痂，自行脱落。

4. 然后胎盘会自然剥离娩出或人工剥离娩出。

5. 清点手术用物确认齐全无残留后，缝合好子宫和腹部，手术即可结束。

双胞胎、多胞胎，剖宫产比顺产安全吗

扫一扫，听音频

提前做好咨询

怀有双胞胎、多胞胎的孕妈妈，在预产期到来之前，应该就是否实施剖宫产的问题事先咨询医生，并与家人达成一致，做好充分的准备。

虽然自然分娩比较理想，但是为了确保安全，很多时候多胞胎最终实施的都是剖宫产。在预产期到来之前，孕妈妈要详细了解这两种分娩方式的知识，了解得越多，准备得越充分，分娩也就越顺利。

双胞胎胎位合适是可以考虑顺产的

双胞胎胎位合适的情况下更容易顺产。通常一个胎宝宝出生后，另一个会间隔20分钟左右出生。由于双胞胎的胎儿体形比单胞胎小一些，分娩也相对容易。

双胞胎宝宝，第一个胎宝宝会顺产，即头朝下进入产道，第二个方向可能相反，会屁股朝下，或者双脚先出来。如果胎宝宝是横在产道口的，就只能实施剖宫产了。

多胞胎剖宫产率高

多胞胎的宝宝在分娩时相互挤靠，且处于活跃状态，容易造成胎盘紧缩、脐带缠绕，严重时还会威胁胎宝宝的生命安全，也令产妇很痛苦。因此，多胞胎实施剖宫产的比较多。

在手术时，麻醉师先对产妇进行局部麻醉，然后医生在产妇的腹部横向或纵向切口，把胎宝宝一个个从子宫拿出来，将脐带剪断，然后缝合伤口。

马大夫特别叮嘱

怀双胞胎或多胞胎的孕妈妈要提前入院

孕妈妈是双胞胎或者多胞胎妊娠时，如果出现宫缩等生产征兆，医生一般会建议提前住院，这样可以随时观察孕妈妈和胎宝宝的情况，及时采取分娩措施，保证母胎健康。

刚出生的宝宝需要做哪些检查

扫一扫，听音频

阿普加（Apgar）评分确定宝宝健康状况

宝宝出生后的第一个测试——阿普加评分

宝宝出生后，先做一个测试，叫阿普加评分。阿普加评分是宝宝出生后第一次接受测试，主要是医生通过对新生儿总体情况进行测定后打出分数。这个评分主要是检测宝宝对子宫外的世界是否适应，以提醒医务人员更好地照顾宝宝。

阿普加评分可以判断宝宝的状态

阿普加评分是国际上公认的评价新生儿状态的最便捷实用的方法。医生根据新生儿出生时的心率、呼吸、皮肤颜色、肌张力、喉反射这5项指标的不同给出评分，每项0~2分，满分10分。然后根据总分的多少判断新生儿的良好程度。评分越高说明宝宝的情况越好，反之则说明宝宝出生前存在胎儿窘迫或出生后存在新生儿窒息。

阿普加评分表

体征	0分情况	1分情况	2分情况
皮肤颜色	全身苍白	身体红、四肢青紫	全身粉红
心率	无	小于100次/分	大于等于100次/分
喉反射	无反应	有些动作，如皱眉等	咳嗽、恶心
肌张力	松弛	四肢略屈曲	四肢屈曲，活动好
呼吸	无	浅慢、不规则	正常、哭声响亮

注：新生儿出生5分钟评分仍然低的，需要在出生后10分钟、1小时继续评分。如果1分钟内评分为8分或8分以上，则为正常的新生儿，约90%的新生儿都是这种情况。

新生儿阿普加评分标准

10分	8~9分	4~7分	0~3分
正常新生儿	正常新生儿，需要进行一般处理	缺氧较严重，需要清理呼吸道，进行人工呼吸、吸氧、用药等措施才能恢复	缺氧严重，需要紧急抢救，行喉镜在直视下气管内插管并给氧

以后新生儿门诊及入学智测时均可能会问及宝宝出生时的评分，所以新妈妈要记住宝宝出生时的评分。

基本检查，一个都不能少

做过阿普加评分后，护士会给新生儿称体重、量身长、测头围及胸围，同时检查宝宝有无疾病。然后护士会带宝宝去洗澡，这时新爸爸可以陪伴。

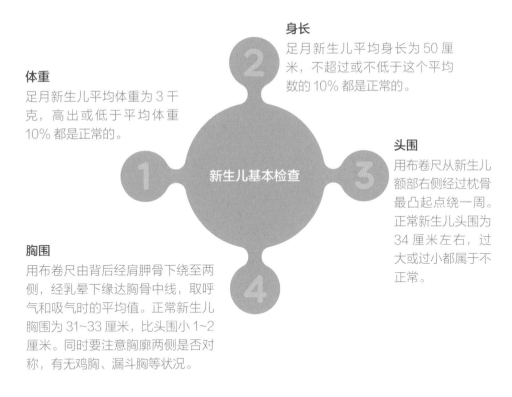

身长
足月新生儿平均身长为 50 厘米，不超过或不低于这个平均数的 10% 都是正常的。

体重
足月新生儿平均体重为 3 千克，高出或低于平均体重 10% 都是正常的。

头围
用布卷尺从新生儿额部右侧经过枕骨最凸起点绕一周。正常新生儿头围为 34 厘米左右，过大或过小都属于不正常。

胸围
用布卷尺由背后经肩胛骨下绕至两侧，经乳晕下缘达胸骨中线，取呼气和吸气时的平均值。正常新生儿胸围为 31~33 厘米，比头围小 1~2 厘米。同时要注意胸廓两侧是否对称，有无鸡胸、漏斗胸等状况。

新生儿基本检查

预防新生儿出血症，注射维生素 K

维生素 K 可以帮助血液凝结，但是新生儿分泌维生素 K 的器官——肝脏尚未发育成熟，因此新生儿体内的维生素 K 含量通常较低，许多医院会在宝宝出生后给宝宝注射或打点滴补充维生素 K，有助于预防新生儿出血症。

验足跟血，
接种疫苗，
听力筛查，
基因筛查

验足跟血

新生儿出生24小时后，医生会从他的后足跟抽血取样，检查其甲状腺功能，并检查他是否患有苯丙酮尿症等代谢性疾病。

如果新妈妈有某种疾病的家族史，也应该进行相应的检查，在不同的医院，检查项目也会有所区别。

接种疫苗

医生会给新生宝宝注射乙肝疫苗。在宝宝1周岁之前，要给宝宝接种3次乙肝疫苗。

听力筛查

新生儿听力筛查是指对新生儿在住院期间进行的听力学检测。新生儿听力筛查是通过耳声发射、自动听性脑干反应和声阻抗等电生理学技术，在新生儿自然睡眠或安静的状态下进行的客观、快速和无创的检查，新妈妈不必担心它会对宝宝的健康造成不利影响。

第一次听力筛查未通过的宝宝，需要接受进一步检查，最终确定是否真的存在听力损伤，并判断听力损伤程度和性质。

基因筛查

30余种代谢病筛查等备选项目。

剖宫产的宝宝需要密切关注

- 观察呼吸情况。剖宫产的宝宝一出生就会受到比自然分娩的宝宝更多的关注。在他们娩出后，医护人员首先会检查他们是否有呼吸暂停、湿肺、发绀，然后提醒新妈妈多注意宝宝是否爱吃奶、是否爱睡觉、精神怎么样等。如果发现宝宝有异常情况，新妈妈要及时咨询医生。
- 做微量血清胆红素监测。临床实验证明，剖宫产新生儿的高胆红素血症的发病率比较高。因此建议剖宫产娩出的新生儿积极做微量血清胆红素监测，微量血清胆红素水平高的宝宝要及时接受治疗。

"协和"孕妇课：
6 大高招缓解分娩痛

扫一扫，听音频

分娩预演将陌生变为熟悉

分娩预演就是医院为孕妈妈模拟一个完整的入院、待产、分娩过程，包括从有临产症状到接诊，再到产床模拟分娩等各环节，让孕妈妈熟悉临产时的流程和产房的环境、设施，做到心中有数，消除恐惧，轻松分娩。

合理按摩

合理按摩可以放松肌肉，从而减轻分娩痛。如果准爸爸陪着待产，可以让他帮助按摩孕妈妈觉得不舒服的位置。一般来说，肩部和颈部按摩会让孕妈妈觉得舒服，缓解宫缩带来的疼痛。

推荐减轻疼痛的按摩法：吸气时，双手分别从两侧下腹部向腹部中央慢慢按摩；呼气时，从腹中央向两侧按摩。每分钟按摩的次数和呼吸次数相同。

产前温水浴促使宫颈口扩张

温水浴在孕妈妈进入产房前进行。借助温水的浮力作用，可以促进宫颈口张开，既可缓解孕妈妈的紧张情绪，又可减轻产痛、缩短产程，促进分娩顺利进行。

马大夫 特别叮嘱

孕妈妈心态要放松

孕妈妈放松、稳定的情绪，是自然分娩顺利进行的重要条件。焦虑、紧张等不良情绪会影响孕妈妈的心情，消耗体力，使其对疼痛越发敏感，疼痛加剧，使大脑皮质处于受抑制状态，减少催产素的分泌，增加儿茶酚胺的分泌，导致子宫收缩乏力，影响胎儿的下降及转动，延长产程。因此，孕妈妈要有良好的心理状态。

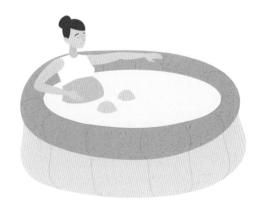

用音乐来转移注意力

分娩过程中听点轻松而熟悉的音乐，能帮助孕妈妈转移注意力，放松心情，减轻分娩痛。

听音乐抑制疼痛

听觉中枢和痛觉中枢在大脑中的距离很近，在专业音乐心理治疗师的指导下，可以通过音乐对大脑的刺激，分泌内啡肽类物质，刺激听觉中枢，抑制痛觉中枢，从而降低痛感。

听音乐缓解焦虑

听音乐可以缓解焦虑，进而加速分娩进程。孕妈妈此时听的音乐最好是平时进行放松训练时经常听的。

硬膜外麻醉无痛分娩

硬膜外麻醉无痛分娩可以直接帮助孕妈妈从生理上消除痛苦。

硬膜外麻醉

硬膜外麻醉是目前国际医学界应用最广泛的无痛分娩方法，它是由麻醉师从脊髓外层的硬膜注射麻醉药，使孕妈妈保持清醒，放松骨盆肌肉，有助于减轻疼痛，使孕妈妈较轻松地度过分娩过程。

不是所有的孕妈妈都可以选择硬膜外麻醉无痛分娩，存在以下情况的孕妈妈不适合无痛分娩：

1. 孕妈妈血压特别高、宫腔内有感染或前置胎盘、胎盘早剥、有胎儿缺氧等。

2. 孕妈妈患妊娠合并心脏病，有药物过敏史，腰部有外伤史等。

3. 孕妈妈对麻醉、镇痛药物耐受力强或过敏等。

4. 孕妈妈的凝血功能存在异常等。

全程导乐陪伴分娩

孕妈妈如果对自己分娩心存恐惧，对准爸爸及亲人陪产又信心不足，那么为自己请一个经验丰富的随身"教练"——"导乐"是一种聪明的选择。

分娩时的私人陪护

导乐会时刻陪伴在孕妈妈身边，教导孕妈妈如何呼吸、如何用力，给予孕妈妈各种技术支持和精神鼓励。并且，她会根据自身对分娩的体会和经验，提供有用的方法和建议，这样可以有效缓解孕妈妈的痛苦，促进分娩过程的顺利完成。

导乐的费用

很多妇幼保健院都会提供助产导乐服务，收费一般在几百到几千元不等。孕妈妈可以根据分娩医院的不同进行具体咨询。

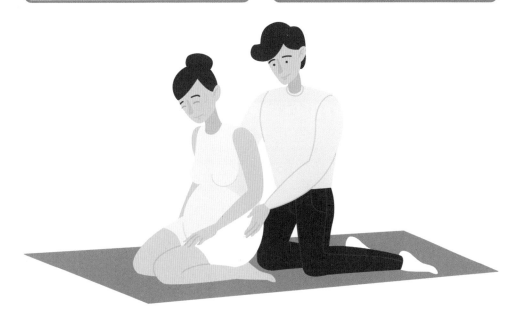

马大夫问诊室

扫一扫，听音频

过了预产期，胎宝宝还没动静，怎么办？

马大夫答： 如果妊娠期超过42周，则为过期妊娠。此时胎盘开始老化，不能供给胎宝宝足够的营养，会导致胎宝宝缺氧和营养障碍。过期妊娠的孕妈妈要及时住院，检查有无胎儿宫内缺氧、巨大儿、羊水过少等情况，并进行胎心监护，同时时刻观察有无临产征兆。可以听从医生的建议，及时终止妊娠：如果有胎儿宫内缺氧、胎儿生长受限、羊水过少、巨大儿等情况，可以采取剖宫产；宫颈成熟度较好，无妊娠合并症和并发症的孕妈妈，可以用人工破膜、催产素引产。

如何缓解耻骨疼痛？

马大夫答： 耻骨疼痛的孕妈妈可以采取以下方法缓解疼痛：卧床休息，减少站立；避免跨坐；睡觉时在两腿间放一个小枕头。

出现胎儿窘迫怎么办？

马大夫答： 胎儿窘迫可能是胎宝宝脐带受压迫、胎盘功能老化、胎头下降受到骨盆压迫等原因所致。可以通过胎心监护发现异常。这时医护人员会给孕妈妈吸氧、打点滴，让孕妈妈左侧躺，如果胎儿心跳还是无法恢复正常，就必须进行剖宫产手术了。

高龄产妇能顺产吗？

马大夫答： 如果孕期注意运动、饮食、产检、体重等，大多数高龄产妇是可以顺产的。值得注意的是，高龄产妇需要在孕17~23周做一次羊水穿刺，检查胎儿染色体。产前应测量骨盆，结合孕晚期对胎儿大小的估计，由医生决定是否顺产。

PART 11

产后 42 天检查

看妈妈是否恢复，宝宝长得是否达标

产后妈妈身体的变化

扫一扫，听音频

子宫复原

顺产 / 剖宫产妈妈：产后变化最大的是子宫。随着胎宝宝和胎盘的娩出，子宫开始收缩、复旧，主要是子宫的肌纤维恢复和子宫内膜再生。4 周后，子宫恢复到正常大小，重 50~70 克；子宫完全恢复到原来的大小需要 6~8 周。子宫的缩小，主要是肌细胞体积的缩小而不是数目的减少。

剖宫产妈妈：剖宫产妈妈的子宫会留下瘢痕，两年之内不能再次妊娠。

子宫内膜表层脱落、重生

顺产 / 剖宫产妈妈：产后，残留的蜕膜开始分化成两层，表层会坏死，随恶露排出；底蜕膜则是重建子宫内膜的来源，在产后第 3 周左右，除了胎盘所在处以外，宫腔表面完全由新生内膜覆盖，胎盘所在部位完全重建在产后 6 周。

宫颈恢复

顺产 / 剖宫产妈妈：分娩后，宫颈呈现松弛、充血、水肿状态，随后宫颈腺体的增生也渐渐退化，约 4 周可恢复到没有怀孕的状态。由于经历了分娩，宫颈会由未产时的圆形变成横裂口。

输卵管恢复

剖宫产妈妈：剖宫产本身不会引起输卵管堵塞，但如果术后不注意活动，可能会造成输卵管粘连，所以剖宫产的妈妈产后应注意进行适当活动。

盆底组织恢复

顺产妈妈：分娩后，盆底肌和筋膜因分娩过度拉伸导致弹性减弱，且常伴有肌纤维部分撕裂。

顺产 / 剖宫产妈妈：生产时阴道会较为松弛、宽阔，产后妈妈的阴道腔逐渐缩小，阴道壁肌张力逐渐恢复；分娩过程中胎儿在通过阴道时造成局部肿胀和小的撕裂，1 周左右的时间就能恢复；产后约 3 周，黏膜皱襞重新出现，但达不到原先的紧张度。整个恢复过程约需 6 周，但阴道一般不能完全恢复到怀孕前的原状，要比怀孕前松弛。

顺产 / 剖宫产妈妈：怀孕时，会导致肾盂、输尿管的扩张，在产后 2~8 周逐渐恢复正常。怀孕期间，孕妈妈的体内滞留了大量水分，所以产褥初期尿量明显增多。

顺产 / 剖宫产妈妈：产褥期一般不排卵，未哺乳的妈妈一般在产后 6~8 周才会排卵，最早则在产后 6 周排卵。哺乳的妈妈，什么时候排卵、来月经取决于哺喂时间的长短，一般在 28 周左右才排卵。另外，产后第一次月经的来临经常是不排卵的。

顺产 / 剖宫产妈妈：生产后，肠道的正常蠕动会逐渐恢复，大约 2 周后，胃肠道的蠕动就可以恢复正常。但由于产后妈妈大多躺在床上，加上腹部肌肉松弛，肠蠕动弱而慢，产后最初几天，新妈妈几乎都会出现便秘问题。所以产后要适当活动，除了补充富含蛋白质的食物外，还应注意多吃温热后的蔬果，如遇到排便不畅，可给予软便剂或灌肠。

顺产妈妈：产后，因胎盘消失及周边组织间液回流到血管，促使多余的液体回到循环中，产后短时间内心输出量很高，随后心输出量降至生产前的 40%，2~3 周后可恢复到未怀孕时的状态。

乳房的变化

顺产 / 剖宫产妈妈: 一般来说,产后第2~4天,乳房开始充血、发胀、发硬、压痛,随之有灰白色或淡黄色的乳汁分泌,这是初乳。初乳是分娩后5天之内的乳汁。初乳中含有大量蛋白质、矿物质及免疫球蛋白,也有少量糖和脂肪,可使新生儿获得对某些疾病的抵抗力,应尽可能地让宝宝充分吸吮,不要因为这时妈妈的奶量不多而放弃母乳喂养;数日后乳汁变为白色,脂肪含量增多、变稠,就变为成熟乳了。

乳汁分泌的多少与乳腺的发育、妈妈的身体状况及情绪有关。产后妈妈要注意摄取充足的营养,保证充足睡眠,保持愉快情绪,增加宝宝吸吮妈妈乳头的频率,适当按摩乳房,以利于乳汁的分泌。

此外,有的妈妈产后在腋窝下可以摸到硬块,挤压时可见少量乳汁,这是副乳,一般在哺乳期结束后可自行消退。

马大夫特别叮嘱

母乳喂养姿势与技巧

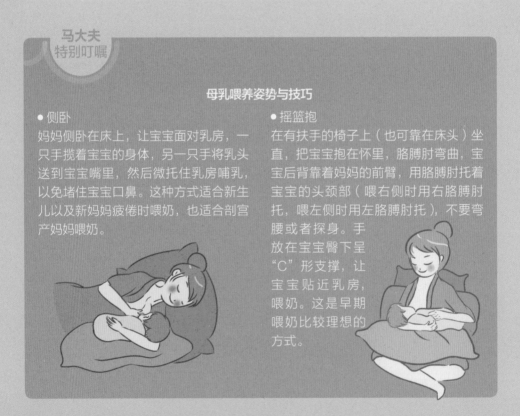

● **侧卧**

妈妈侧卧在床上,让宝宝面对乳房,一只手揽着宝宝的身体,另一只手将乳头送到宝宝嘴里,然后微托住乳房哺乳,以免堵住宝宝口鼻。这种方式适合新生儿以及新妈妈疲倦时喂奶,也适合剖宫产妈妈喂奶。

● **摇篮抱**

在有扶手的椅子上(也可靠在床头)坐直,把宝宝抱在怀里,胳膊肘弯曲,宝宝后背靠着妈妈的前臂,用胳膊肘托着宝宝的头颈部(喂右侧时用右胳膊肘托,喂左侧时用左胳膊肘托),不要弯腰或者探身。手放在宝宝臀下呈"C"形支撑,让宝宝贴近乳房,喂奶。这是早期喂奶比较理想的方式。

新生儿的身体

扫一扫，听音频

新生儿的外观

足月的新生儿，头发清楚可见，已无胎毛，身上覆有一层胎脂。耳部软骨发育良好，有弹性。可在乳腺上摸到结节。指甲长到指端，整个手掌、足底纹路交错分布。男婴的睾丸已降至阴囊，阴囊有皱褶。女婴的大阴唇完全盖住小阴唇。早产儿头发稀少而短，仍有胎毛，耳部柔软且与颅骨相贴，乳腺摸不到结节，指甲尚未长到指端，掌心、足底皱褶少，男婴的睾丸未降至阴囊，女婴的小阴唇突出。

新生儿的体重

胎龄为 37～42 周，体重约 3 千克，身长约 50 厘米的新生儿，为正常新生儿。胎龄大于 28 周、未满 37 周的新生儿，称为早产儿，一般出生时体重小于 2500 克，身长小于 45 厘米。

新生儿在出生后 1 周内，体重会下降 6%～9%，这是正常现象。1 周以后新生儿体重会迅速增加，每天增加 25～30 克。

新生儿的头围和囟门

头围和囟门是反映宝宝是否有脑部和全身疾病的重要指标。在正常状况下，囟门直径要小于 5 厘米。

如果发现新生儿的囟门隆起或凹陷都是不正常的，要带新生儿到医院检查。后囟门位于枕骨与顶骨间，较前囟门小，几乎是闭合的。后囟门大多在宝宝 6～8 周时闭合，前囟门闭合时间较晚，在宝宝 16～18 个月时闭合。

头围就是用皮尺量宝宝头部所得的周长。新生儿头围为 34 厘米左右，出生 1 个月后，头围会增加 1.2 厘米，头围一般大于或等于胸围，到 1 岁后胸围超过头围。

不要用力按压前囟门

前囟门位于头部中央的稍前方，很柔软，且此处无头骨，所以不能用力按压。前囟门在不停地搏动，因而俗称"命门"或"跳门"。前囟门可反映某些疾病状态，如在维生素 A、维生素 D 中毒时，前囟门会隆起；脑内发炎时前囟门也会隆起，如脑炎、脑膜炎等；佝偻病患儿前囟门闭合延迟，患呆小病及一些生长过速的婴儿前囟门闭合也延迟，而头小畸形时，前囟门的闭合常较早。

新生儿的身长

身长是仅次于体重的、能够反映宝宝健康状况的指标。必须定期测量宝宝身长，以了解宝宝的生长发育情况。正常新生儿出生时身长约 50 厘米。新生儿第一个月身长会增加 3～3.5 厘米。

新生儿身体系统发育的生理特点

• 体重减轻

出生后的前 5 天，新生儿的体重会下降 6%～9%。这是由于新生儿刚开始无法充分地摄取奶水，又因呼吸、排尿、排便等排出体内的水分，所以才会产生生理性体重减轻现象。但这只是暂时性的，等到新生儿学会吸奶、妈妈乳汁大量分泌时，体重便会以每天 25～30 克的速度增加。

为了更好地检测新生儿的发育状况，最好购买一个体重秤，经常对新生儿进行测量。

• 饥饿热

在新生儿体重减轻期间，有时会出现 38℃以上的高温，称之为"脱水热"。这是由于乳汁摄取不足，再加上新生儿体温调节功能尚不完善，保暖过度所致。这种现象会在喝到母乳，补足水分后消失。

• 出现黄疸

刚出生后的 2～3 日，新生儿的皮肤可能会呈现黄色，这是生理性黄疸，约有 4/5 的新生儿会发生这种现象。黄疸现象在出生后 1 周内表现得最明显，在 10～14 天之后会自然消失。

但是，出现黄疸现象也有可能是因为血型不合等因素，所以请务必注意。如果新生儿黄疸严重，有时会患核黄疸，即新生儿胆红素脑病。若黄疸现象持续 2 周以上不消退，且颜色越来越浓，就表示已呈病态，应立刻去医院检查。

• 脐带脱落

新生儿的脐带具有黏性，但几天之后就会干燥，且在 2 周左右自行脱落。脱落之后要经常对脐部进行消毒并保持干燥清洁。

• 皮肤的变化

新生儿的皮肤呈现红色，这是由于皮肤薄、皮下毛细血管显露所致。而到产后 3～4 日皮肤会开始发白，并且一碰触就会产生脱皮现象。这是所谓的生理性落屑，可视为掉落体垢。

• 排便、排尿

这是宝宝消化、排泄系统健康的表现。新生儿在吸奶以后会排泄出黄色软便。尿液在出生后不久可能会呈茶褐色，那是因为含尿酸盐的缘故，不用担心。

• 呼吸、脉搏

宝宝的呼吸方式以腹式呼吸为主，因一次吸入的空气量太少，故呼吸次数多于成年人。脉搏也和呼吸一样，跳动次数比成年人多，每分钟跳动 130～140 次。

• 眼屎

早上醒来，新生儿眼睛部位会积存眼屎。如果是白色的，就不用担心，用消毒棉花擦拭掉就可以。若是眼睑水肿、眼睛充血并流出脓样、黄绿色的分泌物，就很有可能是新生儿结膜炎，应去医院就诊。

· 低体温

新生儿的体温调节功能尚未成熟，故体温容易下降到35℃以下。此外，新生儿皮下脂肪少，体表面积相对较大，皮肤很薄，血管较多，易于散热，所以较容易被室温所影响。建议保持室温在20～25℃，以使宝宝的体温维持在正常范围内。

· 鼻塞

新生儿的鼻道狭窄，容易引起鼻塞。宝宝不能用口呼吸，故会发出"哽——哽——"的痛苦声音。此时应尽量使室内保持适宜温度和湿度。

· 髋关节脱臼

这是指新生儿大腿髋关节已经脱臼或者即将脱臼的状态。髋关节脱臼多见于女婴，其发生率为男婴的5～6倍。这种情况最好能及早发现，若过迟发现和治疗，可能会有后遗症。在出生后2个月内要尽可能检查出来，最迟也要在3个月之前发现并接受治疗。

初期症状，可利用束带来治疗。另外，调整包尿布的方式，抱新生儿时采取特殊体位（双腿呈蛙式）。

· 心脏和血液

新生儿新陈代谢旺盛，但心肌力量薄弱、心腔小，每次搏出的血量少，因此必须以增加每分钟心跳的次数来补偿。一般新生儿每分钟心跳的次数为140次左右。哭闹、吃奶后或发热都可使心率加快。新生儿全身血液总量约300毫升。血流多集中于躯干和内脏，四肢血流较少，所以四肢容易发凉或青紫。

> **马大夫 特别叮嘱**
>
> #### 头部有肿块不用担心
>
> 分娩时，胎儿的头部由于受到产道压迫、胎头吸引等，会造成胎头水肿，宝宝出生后，也不用对它做任何处理，一般在产后2～3天即会消失。
>
> 另一种类似胎头水肿的软性肿块，称为胎头血肿。小的血肿会在1个月左右消失，大的血肿约3个月才会消失，不用太担心。

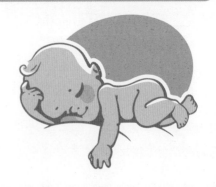

产后 42 天：
妈妈和宝宝都要回医院检查

扫一扫，听音频

新妈妈的检查

新妈妈生完小宝宝，离开医院时，医生都会叮嘱："一定要记住产后 42 天来医院检查一下身体恢复的情况！"此外，医生还要检查一下新妈妈是否患有某种疾病，如高血压、糖尿病等，新妈妈如有疑问也可以顺便让医生给予科学合理的解答。

乳房

检查乳汁分泌是否正常，乳房是否有肿块、压痛，乳头是否有破裂等情况。

为了防止上述情况出现，妈妈应该这样做：

1. 妈妈哺乳时，不要让宝宝过度牵拉乳头。

2. 每次哺乳后，用双手轻轻托起乳房按摩 10 分钟。

3. 妈妈要掌握正确的喂奶姿势。

4. 哺乳时，应两个乳房交替喂奶，宝宝彻底吃完一侧乳房里的奶后再换另外一侧。下次哺乳时，要从上次最后吃的那一侧吃起，保证总有一侧的乳汁得到了完全的清空。

盆腔器官

1. 检查会阴及产道的裂伤愈合情况、骨盆底肌肉组织紧张力恢复情况以及阴道壁有无膨出。

2. 检查阴道分泌物的量和颜色，如果是血性分泌物，颜色暗而且量多，就表明子宫复旧不良或子宫内膜有炎症。

3. 检查宫颈有无糜烂，如有可于 3~4 个月后再复查、治疗。

4. 检查子宫大小是否正常，有无脱垂。如子宫位置靠后，则应采取侧卧姿势睡眠，并且要每天以胸膝卧位来纠正。

5. 检查子宫附件和周围的组织有无炎症及包块。

6. 剖宫产术后者应注意检查腹部伤口愈合情况以及腹部伤口有无子宫内膜异位结节等。

血压

不论妊娠期的血压是否正常，产后检查都应该测量血压。如果血压尚未恢复到正常水平，则应进一步随诊和治疗。

血、尿常规

患妊娠高血压的产妇，要注意监测血压情况，并做尿常规检查。对妊娠合并贫血及产后出血的产妇，要复查血常规，如贫血应及时治疗。患有心脏病、肝炎、泌尿系统感染或其他并发症的产妇，则应到内科或相关科室进一步检查和治疗。

子宫

产后子宫的缩复需要一个过程，一般需要 6 周左右才能恢复到孕前大小。因此，每一位新妈妈都应该在产后 42 天左右做一次检查，了解子宫缩复的情况。

此外，还要特别注意是否有产后恶露不尽、不定期的反复少量出血等现象，通过去医院做 B 超检查查看子宫内膜的情况，来判断子宫出血的原因。

心理评估

产后抑郁症是产后常见的心理卫生问题，使新手爸妈饱受折磨，而且会对下一代的健康成长产生严重的不良影响。产后抑郁症筛查是医务人员早期识别产后抑郁症的必不可少的环节，对于尽早发现并实施有针对性的干预措施，避免不良后果的发生有重要意义。

宝石妈
经验谈

**结果如不理想，
一定要复查**

如果产后42天第一次检查血压和血糖不正常，医生会要求新妈妈在1~2周内重复检查一次。新妈妈不要怕麻烦，及时复查，为自己和宝宝的健康着想。

宝宝的检查

产后 42 天体检对于新生宝宝来说意义重大。因为这是他出院回家后第一次到医院体检，也是对他生长发育监测的开始。

就诊科室： 宝宝可以到儿童保健科（儿保科）就诊，若医院没有设立这个科室，可以到儿科就诊。

基本体检： 包括体格检查和测量，如身高、体重、头围、心肺检查等，用于评估宝宝的生长发育情况。另外，还会检查宝宝的神经系统，比如能不能抬头，眼睛能不能追视物体等。

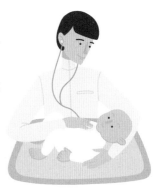

体检项目 1

常规体检项目： 体重、身高、头围、囟门大小。

肢体检查： 检查肌张力、关节活动情况；检查有无多指（趾）或并指（趾）。

心肺检查： 听诊宝宝是否有先天性心脏病，听诊肺部。

体检项目 2

分髋试验，臀纹、脐部检查： 观察是否出现先天性髋关节脱位、先天性脐疝等现象。

生殖器检查： 检查有无畸形，男婴的睾丸应降入阴囊。

神经系统检查： 检查运动能力和神经反射，如趴抬头、追视等。

体检项目 3

指导妈妈正确喂养宝宝，坚持母乳喂养。指导添加维生素 D。

学习做被动操： 从宝宝出生 1 个月后开始，坚持给宝宝做被动操，可以提高宝宝对外界环境的适应能力，促进其骨骼和肌肉发育，还可促进宝宝心理发展。

新生儿经皮测黄疸： 有部分产后 42 天体检的宝宝仍有黄疸，经皮测黄疸为无创的检测方法，操作便捷、安全。

"协和"孕妇课：
新生儿常见问题和应对策略

扫一扫，听音频

• 吐奶

宝宝吃奶后吐奶是常见的现象。周岁以前的宝宝贲门（连接食管和胃的地方）括约肌不发达，胃容量小，贲门容易打开，胃内的食物容易通过打开的贲门反上来，即引起吐奶。

应对策略：如果宝宝正常成长，体重也正常增加，就没有什么问题。但如果宝宝不喝奶，持续呕吐还伴有腹泻，应及时接受治疗。

• 体重减轻

宝宝出生后2～4天，体重会稍微减轻。

应对策略：不用担心，吃的量少，排出了胎便和水分，皮肤和肺也会蒸发水分，所以体重才会减轻，低体重儿的体重减轻更严重。一般来说，宝宝在好好吃奶时体重开始增加，过1周就可以恢复出生时的体重，以后会每天增加25～30克，满月时增加600克，以后每月增加750克即为正常。

• 暗绿色的胎便

宝宝出生后1～3天排泄出黏黏的暗绿色粪便，不用害怕，这是胎便。

应对策略：宝宝出生后1～3天拉的胎便是黑绿色的，这是在妈妈肚子中时积在肠里的羊水、细胞、胎脂和汗毛等，随着吸入母乳量的增加，大便逐渐变为淡黄色。宝宝及早频繁地吸吮母乳，有利于排出胎便。

• 皮肤角质

宝宝出生后2～3天皮肤会有白色角质出现。

应对策略：待宝宝变胖就会慢慢消失，所以不要因为角质看起来不干净就故意擦拭，这样会刺激皮肤。最好等其自然脱落。

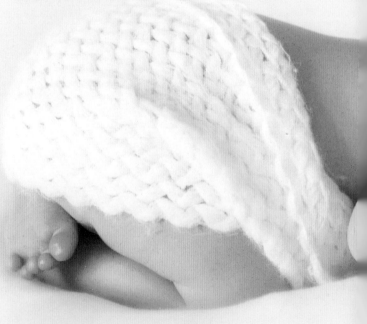

•绿便

宝宝的大便根据肠的状态而有所不同。大便之所以是黄色，是因为与胆汁的色素有关。胆汁的色素与空气接触就呈绿色。宝宝肚子里的大便与宝宝呼吸的空气接触而变色，就成为绿便，沾着黄便的尿布放在空气中会变绿也是如此。

应对策略： 拉绿便有人说是因为消化不良，但如果没有伴随其他症状就不用担心。一般来说，吃母乳的宝宝的大便呈黄褐色，气味小，有时稀到误以为是腹泻，次数也比较多。吃配方奶的宝宝的大便呈浅黄色，气味重，易呈干球状。

•脐炎

分娩时切断的脐带过段时间会变硬、变黑，一般出生10~14天会自己掉落，护理得当不会出现什么问题。但如果出现炎症，就会导致脐炎。

应对策略： 一般是在给宝宝洗完澡后，轻轻提起脐带结扎线，用75%酒精棉棒给肚脐消毒，保持清洁就能治愈。脐带流脓性分泌物时，用75%酒精棉棒消毒后，可涂擦消炎软膏，若周围皮肤发红，应及时就医。

•新生儿黄疸

新生儿的肝发育不完善，还无法充分发挥其功能，所以无法去除体内多余的胆红素，导致胆红素在体内蓄积，从而引起黄疸。最初几天宝宝吸吮母乳初乳不足，胎便排出延迟，就会增加早发型黄疸的发生率。

应对策略： 约有4/5的新生儿在出生后几天出现黄疸，早开奶、早吸吮，按需不限制地吸吮，有利于胎便排出，预防黄疸。早发现、早治疗（早期蓝光治疗）可以降低胆红素。

•女宝宝阴道出血

女宝宝在出生后3~4天阴道会有白带甚至会出血。

应对策略： 这是因为受胎盘分泌的激素的影响，会有少量出血或白色阴道分泌物。看到血，不少爸爸妈妈会害怕，但这是正常现象，不用担心。不过，如出血量增多或持续时间较长，就需要接受检查了。

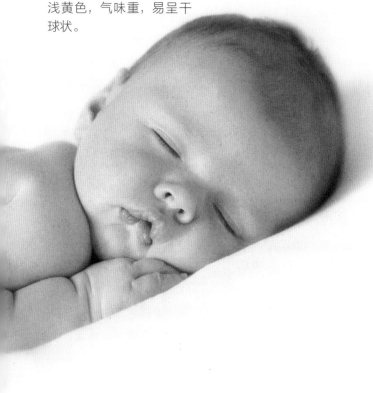

扫一扫，听音频

B超检查子宫复旧不全，怎么办？

马大夫答： 子宫复旧不全是指子宫没有恢复到以前的状态。在经历了十月怀胎之后，子宫需要6~8周的时间来恢复。母乳喂养可以促进子宫恢复，因为宝宝的吸吮会促进子宫收缩复旧。但如果新妈妈因某些原因无法母乳喂养，也可以采取如下方法促进子宫恢复：按摩子宫；经常下床活动以促进子宫恢复；卧床休息时不要总仰卧，要经常变换体位，以防子宫后倾；服用有助于子宫收缩的药物，如生化汤、益母草冲剂等，促进子宫收缩，帮助排出恶露。

子宫复旧不全会有如下表现：腰痛、下腹坠胀、血性恶露淋漓不断，甚至出现大出血等。如果出现了子宫复旧不全的症状，新妈妈要马上去医院检查。

乙肝妈妈能母乳喂养吗？

马大夫答： 乙肝妈妈能不能母乳喂养，这个问题因人而异。如果妈妈是表面抗原阳性、e抗体阳性、核心抗体阳性，即"小三阳"，分娩后立即给宝宝注射乙肝免疫球蛋白和乙肝疫苗，这样就可以母乳喂养了。

如何预防产后妇科炎症？

马大夫答： 产妇分娩时，产道会完全打开，病菌很可能会进入阴道甚至是宫腔内。产后新妈妈身体免疫力明显下降，身体恢复期内如果没有精心护理，就会诱发妇科炎症。那么如何预防产后妇科炎症呢？新妈妈在孕期就应该注意私处卫生，定期体检；在产后应谨慎护理，切忌长期使用不合格的卫生用品。一旦检查出妇科炎症，应遵医嘱服药。